近代名医医著丛书

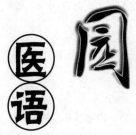

嫩园医语

傅崇黻 原著

张卓文 整理

中国中医药出版社

·北 京·

U0273929

图书在版编目（CIP）数据

嬾园医语 / 傅崇黻原著；张卓文整理.—北京：中国中医药出版社，
2019.1（2019.12 重印）

（近代名医医著丛书）

ISBN 978-7-5132-5057-3

Ⅰ.①嬾… Ⅱ.①嬾… ②张… Ⅲ.①中医临床—经验—中
国—民国 Ⅳ.① R249.6

中国版本图书馆 CIP 数据核字（2018）第 136002 号

中国中医药出版社出版

北京经济技术开发区科创十三街 31 号院二区 8 号楼

邮政编码 100176

传真 010-64405750

三河市同力彩印有限公司印刷

各地新华书店经销

开本 880×1230 1/32 印张 4.5 字数 101 千字

2019 年 1 月第 1 版 2019 年 12 月第 2 次印刷

书号 ISBN 978-7-5132-5057-3

定价 29.00 元

网址 www.cptcm.com

社 长 热 线 010-64405720
购 书 热 线 010-89535836
维 权 打 假 010-64405753

微信服务号 zgzyycbs
微商城网址 https://kdt.im/LIdUGr
官方微博 http://e.weibo.com/cptcm
天猫旗舰店网址 https://zgzyycbs.tmall.com

如有印装质量问题请与本社出版部联系（010-64405510）

近代名医医著丛书
编委会

整理说明

傅嬾园，名崇黻，字笾笙，又字本善，号嬾园居士，其室名拳石山房，近代中医学家。清同治元年（公元1862年）生于浙江绍兴，1931年病逝于杭州，一生尽瘁医教。

据其子傅奉钦回忆道：先父七岁能赋诗，嗜医书，善琴、棋、书、画，尤工墨梅。幼习举子业，清末举人，官至教谕。鼎革之后，不求闻达，弃官从医，致力岐黄，旨在救民疾苦。辛亥革命后赋归，举办拳石山房文学补习所。精内科，尤长于妇科、儿科，颇多效验，而获盛名。诊务繁忙中不忘振兴祖国医学，奔走多方，联络医界仁人志士，于1915年创办"浙江中医专门学校"，并出任校长，自编教材，亲自授课。其生平著作甚多，现可查者有《嬾园医语》《众难学讲义》《嬾园医案选》《医学诗文》《画梅辨难》等。

吾师连建伟先生，悬壶杭州，致力于中医学教育与临床工作数十载，曾任中华中医药学会方剂学分会主任委员。2012年夏，在山西太原召开中华中医药学会方剂学术年会时，连先生与方剂学分会副主任委员、陕西中医学院周永学院长言及《嬾园医语》在浙江已难寻觅，而陕西中医学院藏有此书之孤本，周永学院长遂请陕西中医学院图书馆馆长邢玉瑞教授将本书电子扫描版传送至余。傅嬾园先生后人多年来在连先生处就医，曾赠送一本《基督莫测之爱》，书中记载有傅嬾园先生的部分事迹。连先生认为，振兴中医，首先当传承祖国医学遗产，而老中医学术经验是传承中医的宝贵财富，急需整理挖掘，故连先生提议将此书整理梓行。

本次整理以陕西中医药大学馆藏《嬾园医语》（浙江中医专门学校教科书）为底本，将底本竖排格式转化为横排格式，并采用标准简化字，加新式标点，对于原书个别词句、人名、专业术语、错字、异体字、通假字、俗字、别字等，以脚注形式注于页末，并加校注说明。对于一些明显的错字、通用字则径改之。原书分卷一、卷二两部分，此次整理沿袭之，并摘抄《基督莫测之爱》中部分内容，整理为"傅嬾园子女之回忆录"，置于本书之前。本书是学习和传承名老中医经验不可多得的医话集，适合广大中医药院校学生、中医药从业者及广大中医爱好者阅读。

傅嫩园子女之回忆录

父亲傅嫩园，自幼好学，年轻时便考上举人，封了官。父亲是清官，对官场黑暗极看不惯，不愿做官，提早退休，告老回杭。

父亲爱隐居山林，不愿热闹喧哗，在靠城隍山的小螺蛳山购地置房，建造山庄，背靠城隍山，面向西湖，从四宜路上行，要走一小段斜坡才到小螺蛳山，望见大门，还要爬十八档石阶，才到第一道大门口。进了大门，是空地，栽种树木花草，穿过空地和石板小径，便是第二道大门，大门口一幅对联："颇有山林趣，而无车马喧。"

父亲年轻时就很喜爱中医，自学期间阅读了许多中医书籍，告老回杭后，在家专心研究中医。他认为，中医是我国祖先留下的宝贵遗产，后代必须深入研究，发扬光大。父亲对中医造诣较深，家人生病，全由他自己医治。

父亲还是位大慈善家。我家住在杭州小螺蛳山，周围都是穷人。父亲满有怜悯、同情心，他在自己家大厅设立了诊所，大门外墙上写明："只给穷人免费看病。"父亲每次看好病，即在药方上盖上图章，患者凭此药方可去附近的胡庆余堂免费取药，胡庆余堂每月来向父亲结账、收款。

父亲不仅广行善事，还致力于振兴中医教育。父亲感到，欲振兴中华医药，当先注重人才，遂创办了一所中医院，以及一家中医学校，即浙江中医药大学的前身——浙江中医专门学校，原校址在清波门，四条巷（如今的吴山脚下），父亲任首任校长、医务主任兼教师，聘请了几位有名的中医任教师。

据傅奉钦口述整理

目录

嬾园医语·卷一

嬾园居士 ① 傅崇黻语录

浙江中医专门学校学生记录

答广济医药专门学校教务长阮其煜问

〔问曰〕尝闻病家有称某医为凉手，专用凉药；某医为热手，专用热药。似乎用药偏于一路，使病者多生疑忌。是否有此情形，尚祈指教。

〔答曰〕此盖有二因也，一因于医者之误人，一因于患者之自误。夫症有寒温虚实之别，即药有凉热补泻之分，视病用药，药到病除，若执于一偏，未有不误，此医者之误人也。患者因是而生疑忌，虽应用凉药，疑其为凉手而忌之。应用热药，疑其为热手而忌之；良医因此而受谤，患者因此而游移，势必因循坐误，病入膏肓，此患者之自误也。夫中医之芩、连、白虎去烦止渴，即西医清凉之法也；中医之桂、附、芍、草以治拘急疼痛，即西医缓挛之法也；中医之真武、四逆以救危，桃花、余粮以固

---

① 嬾园居士：即傅嬾园（1862—1931），近代中医学家。名崇黻，字篦笙，又字本善，号嬾园居士。室名拳石山房。曾为举人，官至教谕，悬壶杭州。精内科，尤长于妇、儿科，又精于诗画。辛亥革命后赋归，举办拳石山房文学补习所。著有《嬾园医语》《画梅辨难》等。

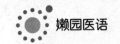

脱，即西医收酸之法也；中医之建中补虚助弱，即西医强壮之法也；中医之承气下燥，猪苓利水，瓜蒂吐宿，即西医漏泄之法也；中医之桂枝、麻黄解表邪，陷胸、泻心祛痞积，抵当、桃承去蓄血，即西医分解之法也。医家用药如兵家用兵，知己知彼，百战百胜，岂可执于一偏，概用凉、概用热乎？

〔问曰〕尝闻人言，每有疾病，不妨待其自愈，故有不药为中医之说，是否至当？

〔答曰〕此言不足为训。其原因盖专为庸医而设，实愤激之谈也。中者，上之下，下之上也，言与其不得上医而治，不若不为下医所误耳。不然有病不治，积而愈深，坐以待毙，安有是理哉？《素问·皮部论》曰："病之始生也，必先于皮毛，邪中之则腠理开，开则入客于络脉；留而不去，传入于经，留而不去，传入于腑，廪于肠胃，入舍于腑脏。故皮有分部不与而生大病也。"是盖言有病不医，愈久愈深，必致不救，岂有待其自愈之理乎？要之，中医一道，良医固多，庸医亦不少。大凡欲学中医，必先以国文宏通淹博为根底，《灵》《素》诸经辞义深奥，断非国文浅陋者所能读；即读亦根银宵肯，不知所衷。宋神宗有鉴于此，考选诸诸生，仿周礼遗制，设六科以教士（即今之医校），惜乎后世遂废。每有读书不成，学剑不就，日暮途穷，借一二本《药性赋》《汤头歌》以悬壶问世者，及问其脏腑经络腧穴，茫然若聩若聋，则生理解剖之学更无论矣。不知解剖一科，中医发明最早。《灵枢经》载死者解剖而视之说；《王莽传》有太医上方剖剥刑人之尸，量度五脏之事；《华佗传》载麻药之方。此外诸书不堪枚举。且不独此也，大凡欲从事医学，必先知天文地理，则其础固而学始不浮。即如气穴三百六十五，气府三百六十五，溪谷三百六十五，皆合乎周天三百六十五度之星辰；经脉十二、经络十二、经筋十二，皆合乎地球十二经水之灌注；营卫之生会，合乎天道之循环；气血与精髓，合乎地中之四海（西医谓造化主惠育群黎。所谓造化主者，即天地之神也，与中医人本天地之中以生之义不约而同）。故不知天文地理而贸然学医者，终必流为庸医。庸医滥竽医界，鱼目混珠，致使社会一般人心理因恐慌而遂有不药为中医之说。吾知学校振兴，人才蔚起，此语将不取消而自取消矣！

〔问曰〕何为寒体？何为热体？究由何而区别之？

〔答曰〕寒热者，阴阳也。寒为阴，热为阳。《内经》曰：阳胜则热，阴胜则寒。阴气凝滞故体寒，阳气升散故体热。大凡身体怯弱，畏寒喜热者，皆寒体，由于阴气凝滞故也；身体盛实，喜寒畏热者，皆热体，由于阳气升散故也；不寒不热乃阴阳和平之人，无偏胜也。《灵枢经》曰：人有阴阳，分治五态。何为阳人？何为阴人？约言之，则阴人、阳人二态；分言之，则太阴之人、少阴之人、太阳之人、少阳之人、阴阳和平之人五态不同，其筋骨气血各异。古之善用针艾者，必视人之五态而分治之也。分治之法，经云：太阴之人，多阴而无阳。其阴血浊，其胃气涩。阴阳不和，缓筋而厚，皮不①之疾，写②不能移之。少阴之人，多阴少阳，小胃而大肠，六腑不调，阳明脉小而太阳脉大，必审调之。其血易脱，其气易败。太阳之人，多阳而少阴，必谨调之。无脱

---

① 不：当为"部"。

② 写：通"泻"，下文同。

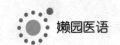

其阴而写其阳，阳重脱者易狂，阴阳皆脱者暴死。少阳之人，多阳少阴，经小而络大，血在中而气外，实阴而虚阳，独写其络脉，则强气脱而疾，中气不足，病不起也。阴阳和平之人，其阴阳之气和，血脉调，谨诊其阴阳，视其邪正安容，仪^①审有余不足，盛则写之，虚则补之，不盛不虚，以经取之，此即所谓视五态而分治之法也。大抵阴阳和平者，本无盛虚之可据，而或有邪正之不调，但求其所在之经而取病耳。偏阴偏阳之体，大半根于先天。中医之所谓先天，即西医之所谓遗传性也。

〔问曰〕《验方新编》内有阳和汤治阴疽甚效，其所以当用此等药品之理如何？

〔答曰〕按《验方新编》此方，与《全生集》略有不同。《验方新编》无白芥子，《全生集》有白芥子二钱，其余各药及分两皆同。治阴疽用此方者，因阴疽之毒发于五脏，其症皆属阴虚。多由阴寒之气凝结而成。凡阴寒凝结之气，非得阳和之气以解之不能见功，名曰阳和汤职是故也。地黄熟用，微温而大补真阴，重用一两以为君，救阴虚也。鹿为纯阳之性，角遇夏至阴生即解，尤为纯阳中之阳，用三钱以为臣，所以生阳和之气也；肉桂甘、辛、大热，性亦纯阳，能解阴寒之凝结；甘草甘温和中，能消五发之疮疽，各用一钱，以助阳和之气，为佐。泡^②姜温中助阳，能去沉寒痼冷而回阳；麻黄辛、温，开腠散寒，各用五分以为使。加白芥子二钱，以其辛温之气除寒暖中，能消毒肿也。酒

---

① 仪：yí，在此为动词，测度之意。

② 泡：当作"炮"字。

能和血养气，通经脉，行药势。故服后再饮好酒数杯，以助药力。王洪绪曰："麻黄得熟地不发表，熟地得麻黄不凝滞。"神用即在是也。此方用熟地以补阴，用诸药回阳，则阳和之气达而阴凝之气散矣。其为阴疽之胜药，不亦宜乎！称之曰阳和汤，其理由正在是也。

答中医专门学校学生问

〔华承本问曰〕读《灵枢·经脉》篇"足厥阴肝，是动则病。此各脏有各脏之病，固无足怪。惟虚则遗尿，实则闭癃。"以此二句，盖有疑也。矧①夫子言，三焦为决渎之腑。故下俞出于足太阳膀胱之络，入于膀胱，故能约束下焦以排泄②膀胱之水。由兹以推，三焦实宜乎闭癃，三焦虚宜乎遗尿。而闭癃遗尿之病，其标虽在膀胱，而其本实从三焦。此理显然奈何？三焦有闭癃、遗尿之病，而肝脏亦如是也。况三焦与心包络相为表里，而肝与胆相为表里。夫肝与三焦，初无相关，乃三焦有闭癃、遗尿之病，而肝亦然。学医者何以辨三焦与肝脏之闭癃、遗尿，敢问？

〔答曰〕病同而所以致病之原因则不同也。其病从三焦发者，因三焦下俞出于足太阳膀胱之络，约束下焦。子于此理已明，毋庸赘说。其病从肝脏而发者，因肝脉与肾脉相通故也。肾

---

① 矧：shěn，况且。如宋·苏轼《闻潮阳吴子野出家》："四大犹幻尘，衣冠矧外物。"

② 泄：同"泄"，液体或气体排出。

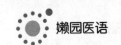
附膂骨两傍，肾经之脉由膂骨而上接于肝。故上文曰，病在腰痛不能俯。肾又通窍于二便，又与膀胱相表里。所以肝脏患虚患实，亦有闭癃、遗尿之病。其原因一也。肝经之脉过阴器、抵小腹，其别者，从胫上睾结于茎，故亦有此病。其原因二也。又按《灵枢·经筋》篇，惟足三阴、足阳明之经皆聚于阴器，而肝则独结阴器而络诸经，是脾、胃、肾与肝同聚阴气而又为肝所络。肝主行散疏泄，实则肝气厥逆，不能行散脾胃水谷之精气，故上文有胸满呕逆之病；虚则下焦飧泄，不能疏泄肾与膀胱之气，故本文有遗尿、闭癃之病。其原因三也。西医谓肝无所事，只以回血，生出胆汁，入肠化物，是与肝主疏泄之义实辞异而意同也。

〔杨绍球问曰〕伤寒之传经，次第而入，由太阳而终于厥阴，依太极图之列，毫厘不差。盖六经彼此相接，如轨道一般，然分六经为手足三阴、三阳，则有十二经。而十二经气血之流行迥然不同，如手太阴肺经，止于少商穴，而别交于手阳明大肠经，由大肠而胃，由胃而脾，其余各部皆依经表里相传。由此观之，则伤寒之邪既入于足太阳膀胱经，可直达于足少阴肾经。其不然者，究属何故？夫邪之与血，皆循六经而走，但传经之义不相符合。岂邪之所走而血不能行耶？抑血之所行而邪不能走耶？乞夫子垂教焉。

〔答曰〕伤寒传经，论邪之所中也。十二经气血之流行，论营气运行之次序也。二者本风马牛不相及，岂可牵合而概论之耶？且子误矣。子所谓伤寒传经次第而入者，子但知其常，不知其变也。按《素问》所言，伤寒传经，先自三阳之表，后入三阴之里者，此阴阳先后之序也。东垣云：太阳者，巨阳也。膀胱经病，若渴者，自入于本也，名曰传本。太阳传阳明胃土者，名曰巡经传。太阳传少阳胆木者，名曰越经传。太阳传少阴肾水者，名曰表里传。太阳传太阴脾土者，名曰误下传。太阳传厥阴肝木者，名曰巡经得度传。又陶节庵云：风寒之初中人也无常。或入于阴，或入于阳，皆无定体，非但始太阳、终厥阴也。或自太阳始，日传一经，六日至厥阴，邪气衰。有不传而愈者，亦有不罢再传者；或有间经而传者；或有传至一二经而止者；或有终始只在一经者；或有越经而传者；或有初入太阳不作郁热便入少阴，而成真阴证者；或有直中阴经而成寒证者。又有合病、并病之证。曰合病者，两经或三经齐病，不传者，为合病。并病者，一经先病，未尽，又过一经之传者，为并病。所以有太阳阳明合病、有太阳少阳合病、有少阳阳明合病、有三阳合病，三阳若与三阴合病，即是两感，所以三阴无合并例也。此皆经文所未及，而发明于东垣、节庵者。然其义多本于仲景，而为理所必然者也。要知经所言者，为传经之常；后人所发明者，为传经之变。子只见《内经》所言之传经，由太阳而终于厥阴，而只知其常，不知其变，所谓坐井观天，而以天为小者也。至于十二经气血之流行，有一定不易之轨道，故《灵枢·营气》篇论营气运行之次序，自寅时始于手太阴，而终于足厥阴及任督，而后出于手太阴经，循环不已，以应呼吸、漏下，昼夜而为五十营。盖二十八脉以应天之二十八宿，此天地之纪，所谓有常无变也。由此观之，是十二经气血之流行，与伤寒之传经，显然各判两途。安能牵强求合耶？

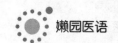

〔华承本问曰〕读夜半而阴阳大会，盖有疑焉。夫阴阳者，夜半为阴陇，日中为阳陇。一在日之间，一在夜之半，奈何？阴阳大会于夜半耶？敬请夫子教之。

〔答曰〕盛极必衰，绝处逢生，乃天地间一定不易之理，是即所谓物极必反也。夫日中为阳陇，阳气极、阴气生，故曰：阴生于午。夜半为阴陇，阴气极、阳气生，故曰阳生于子。此盛衰之理也。而阴阳大会，独不会于日中之午，而会于夜半之子者，非盛衰之理不同，而动静之机有异也。日中主动，夜半主静，主动则行，主静则卧。人卧则血归于脏，故营卫两气皆会于天一之中。《灵枢·营卫生会》篇云：天下万民皆卧，命曰合阴。所谓合阴者，言全身血气大会于阴极静极之时也。子但知盛衰之理，不知动静之机，宜乎有此疑问耳。

〔王广荫问曰〕病入膏肓则为不治，生于是有疑焉。夫膏之原在鸠尾，肓之原在脖胦。膏肓有疾，取其鸠尾、脖胦可也，何为不治之症哉？愿夫子明以教我。

〔答曰〕此说本于《左氏春秋》。成公十年，晋侯梦大厉被发及地，抟膺而踊曰，杀余孙不义，余得请于帝矣，坏大门及寝门而入。公疾求医于秦。秦伯使医缓往治之。未至，公梦疾为二竖子，曰：彼良医也，惧伤我，我焉逃之？其一曰，居肓之上、膏之下，若我何？医至，曰：病在肓之上、膏之下，攻之不可，达之不及，药不治焉，疾不可治矣（注：肓之上、膏之下乃连心脂膏也）！由此观之，病在膏，尚可治；病在肓，尚可治；惟在膏下肓上，则处于连心脂之间，断非治鸠尾、脖胦所能奏效，且连心脂直接手少阴心脏，治脂即治心。心为君主之官，不能受病，不能受治。受病死，受治亦死，故曰不治之症也。然则彼所谓膏肓不治也者，非言膏不可治，肓不可治，盖言肓上膏下之连心脂不可治耳。读书者，不可以辞害意也。

〔张永昭问曰〕经云：心生血，肝藏血。是人身全体之血，皆在于肝。何以经又曰冲任为血海，生不能明乎此理，愿夫子明以教之。

〔答曰〕《素问·五脏生成》篇云：诸血者，皆属于心。盖言血气者，人之神。神者，心之主。谓血居脉内，而心行之。故亦曰：心生血也。又云：人卧血归于肝，盖言人静而血归肝脏也。至于《灵枢·海论》云冲脉为血海者，盖言冲脉与任脉皆起于胞中，并足少阴之经，夹脐上行之胸中，而散其后者，上循背里为经络之海。血主经络，故冲脉为十二经之海，亦为血海。言血海，受纳诸经之灌注精血所藏之区。故曰血海，亦曰经脉之海，以其主渗灌溪谷与阳明，合于宗筋，会于气街，而阳明为长，诚以阳明为多气多血之腑，故主润宗筋而利机关。冲脉为精血所聚之经，故主渗灌溪谷。但冲脉与任脉同起于胞中，亦并少阴之大络而下行，与阳明会于前阴。故男女气血皆由前阴而聚者，以二经血气总聚于此，故称为五脏六腑十二经之海，亦称为血海。由是观之，所谓心生血者，言血属心，即心行血也。所谓肝藏血者，言人卧而血归肝脏也。所谓冲脉为血海者，言血居十二经脉之内，十二经脉皆属于冲脉，故曰血海，亦曰十二经之海。然则心曰生者，不过行血而已；肝曰藏者，不过藏血而已。惟冲脉为五脏六腑之海，则凡十二经之气血皆受之，以荣养周身，此冲脉所以称为血海也。故《灵枢·海论》称人之四海

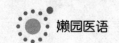

曰：脑为髓海，膻中为气海，胃为水谷之海，冲脉为血海也。所以《痿论》曰：冲脉者，经脉之海。《动输》篇曰：冲脉者，十二经之海。《五音五味》篇曰：冲脉者，五脏六腑之海。要无非主渗灌溪谷，荣养周身，与《海论》血海之说皆相符合也。子因心生血、肝藏血之说，遂疑人身全体之血皆在于肝，而欲以肝为血海也。宜乎！不能明此理矣！且妇人妊孕，全赖任冲二脉，其所以全赖此二脉者，盖因二脉皆起于胞中，而冲脉又为全身血脉所聚之处故耳。即此为证，则冲脉为血海之说，自不言而喻矣！

〔左冠章问曰〕三焦虽一腑也，有云有形者，有云无形者，有云位于两肾之间者，有云与右肾为表里者，有云与心主为表里者。究之三焦有形耶？无形耶？位于何处？与何脏为表里？而《内经》又以为孤腑，何耶？

〔答曰〕三焦之说，诸家聚讼纷纭。或言有形，或言无形，或言与包络为表里，或言三焦与膀胱附于左右二肾，或言左为肾、右为三焦，千载以来，议论不定。推原其故，误实始于《难经》。夫三焦者，五脏六腑之总司，安得谓之无形？而《二十五难》曰：心主与三焦为表里，俱有名而无形，但谓其表里，则是谓其无形，则非无奈诸家。自王叔和王太仆而下，悉宗其说。及至徐遁、陈无择，始创有形之说，谓有脂膜如掌大，正与膀胱相对，有二白脉自中出，夹脊而贯脑。按《灵枢·本输》篇云：三焦者，决渎之腑，水道出焉，属膀胱，是孤之腑也。《本脏》篇云：密理厚皮者，三焦膀胱厚；粗理薄皮者，三焦膀胱薄。《论勇》篇云：勇士，三焦理横；怯士，三焦理纵。《决气》篇云：上焦开发，宣五谷味，中焦受气取汁。《营卫生会》篇云：营出中焦，胃出下焦，上焦出于胃之上口。又曰：上焦如雾，中焦如沤，下焦如渎。《素问·五脏别论》云：夫胃、大肠、小肠、三焦、膀胱，五者，天气之所生也。《六节藏象论》曰：脾胃、大肠、小肠、三焦、膀胱，五者，仓廪之本，营之居也。历证以上经旨，既曰无形，何以有水道之出？何以有厚薄之殊？何以有纵横之理？何以有如沤、如雾、如渎之分乎？至于位于何处，观字义即可知。所谓三者，象三才也，际上极下之谓也。人之一身，外自皮毛，内自脏腑，无论巨细，皆有名目。惟于腔腹周围上下，全体状若大囊而无名者，非三焦乎！"焦"古作"膲"，即人身膜膈，所以行水者也。西医谓饮水食入胃，胃之四面皆有微丝血管吸出所饮之水，散走膈膜于连网、油膜之中，而下入膀胱。然则西医所谓连网者，即中医所谓膈膜，亦即俗谓网油。而周围于脏腑之外者也，至于与何脏为表里，则三焦既包罗五脏六腑之外，为脏腑之外卫，心包络为君主之外卫，故皆属阳，均称相火，则其脉络自必相通，自当与包络相表里。故《灵枢·经脉》篇云：心主手少阴之脉，出属心包络，下膈，历络三焦，此其明证。至于《内经》之称为孤腑者，盖以三焦包五脏六腑之外，为全体之大脏，自与他脏不可同日语，则谓之孤腑不亦宜乎？

〔又问曰〕《脉诀》言十五络是十二经络加督之络、任之络、脾之大络，而《难经》以十五络为十二经络加阳络、阴络、脾之大络，何也？

〔答曰〕《灵枢·经脉》篇谓：十二经加任、督与脾之大络，

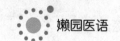

为十五络。《难经·二十三难》云：络脉十五。滑氏注曰：十二经加阳络、阴络、脾之大络，为十五络者，盖谓任行于腹，督行于背。背为阳，故曰阳络；腹为阴，故曰阴络。阴络、阳络即任脉、督脉也。子殆以阳络、阴络为阳维、阴维，故疑其说不同耳。

〔又问曰〕《会合》篇曰：其清者为营，浊者为卫。叶天士《温热论》曰：肺主气属卫，心主血属营。如是为清者走上，属心为血；浊者走下，反属于肺，反为气，何也？

〔答曰〕《营卫生会》篇云：清者为营，盖言营行脉中，精气之循经而行者，为营也；浊者为卫，盖言卫行脉外，浮气之不循经而行者，为卫也，非言清走上，浊走下也。即曰营出中焦，卫出下焦者，亦但指生始而言，非会合也。至于《温热论》所谓肺主气属卫，心主血属营者，盖言肺主气属皮毛，卫行脉外，在肤表之间，为卫气。故曰肺主气，属卫也。心主血属里，营行脉中，在经隧之间，为营血，故曰心主血属营也。子疑清者走上，浊者走下，宜乎有此问耳！

〔又问曰〕《三难》曰关以前者，阳之动也，遂上鱼为溢，为外关内格，此阴乘之脉也。关以后者，阴之动也，遂入尺为覆，为内关外格，此阳乘之脉也。《三十七难》又以六阴脉盛为格，六阳脉盛为关。《灵枢·脉度》篇曰：阴气太盛，阳气不能营也，故曰关；阳气太盛，阴气弗能营也，故曰格。《素问·脉要精微论》曰：阴阳不相应，病名曰关格。仲景《平脉篇》曰：微水大者，则为关格，不通不得尿。又曰：趺阳脉伏而涩，伏则吐逆，水谷不化；涩则食不得入，名曰关格。由是观之，《灵枢》、仲景皆以关格为脉，而《素问》《难经》皆以关格为病，何也？

〔答曰〕关格一证，在《内经》本言脉体，以明阴阳离绝之危证也。如《六节藏象论》《终始篇》《禁服篇》及《脉度》《经脉》等篇言之再四类，多兼脉症而言。而《难经·三难》曰"上鱼为溢，为外关内格""入尺为覆，为内关外格"，已失《本经》之旨。而仲景云在尺为关，在寸为格，关则不得小便，格则吐逆。后世自叔和、东垣以来，皆以此相传，遂置关格一证于不问。丹溪云：此证多死，寒在上，热在下。脉两寸俱盛四倍以上，法当吐，以提其气之横格，不必在出痰也。盖既曰两寸俱盛四倍以上，又安得谓寒在上，且脉大如此？则浮豁无根，其虚可知，尚可吐乎？其谬孰甚！夫《内经》云：人迎四倍寸口。四倍既非尺寸之谓，而曰吐逆者，特隔食一证耳；曰不得小便者，特癃闭一证耳。其与关格何涉？关格一证，在《内经》本以人迎察六腑之阳，寸口察五脏之阴，人迎盛至四倍以上，此阳明经孤阳独见，水不济火也，故曰格阳。格阳者，阴格于阳也。气口胜于四倍以上，此太阳经元阴无主，气不归精也，故曰关阴。关阴者，阳关于阴也。若人迎寸口俱盛至四倍以上，且大且数，此其阳气不藏。故阴中无阳，阴气不升，故阳中无阴，阴阳相离，故名关格也。要之，有是脉即有是证，有是证即有是脉，本不应单言脉、单言证。《脉度》篇所云阴气太盛则阳气不能荣也，故曰关。阳气太盛则阴气不能荣也，故曰格阴。阳俱盛不能相荣，故曰关格。关格者，不得尽期而死，何尝非举脉证而兼言之耶？若以脉言，则如前之四

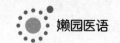

倍者是也。若以证言，则又有阴阳俱盛者。以阳病极于阳分而阴病极于阴分也。凡阳盛于阳者，似乎当泻。而阴分见阴又不可泻；阴极于阴者，似乎当补，而阳分见阳又不可补。此证乃阳自阳而阳中无阴，阴自阴而阴中无阳，补之不可，泻之不能，有死而已，故曰关格，不得尽期而死也。脉耶？病耶？自可不言而喻矣！

〔又问曰〕膀胱有上口而无下口乎？抑有下口而无上口乎？

〔答曰〕膀胱有下口而无上口也。《营卫生会》篇云：下焦者别回肠，注于膀胱而渗入焉。《难经·三十一难》云：下焦者，当膀胱之上口，主分别清浊。后人因此一言，遂谓膀胱有上口。经云：下焦别回肠，注于膀胱者，言人饮食之水由三焦而下膀胱，谓水谷并居胃中，传化于小肠，当脐上一寸之水分穴处，糟粕由此别行于回肠，从后而出，津液由此别渗于膀胱，从前而出也。人但知膀胱主尿，不知人饮食之水无不入于膀胱。水入膀胱，化气上行，则为津液。其所剩余质乃下出而为尿，故曰渗入膀胱。但膀胱只有下口，并无上口，故不云注入而云渗入。《难经》所言上口者以渗入之处为言，非谓真有口也。如果有口，则《经》不云渗入矣。人不明经文之意，误解《难经》上口之言，遂谓膀胱有上口，实为《难经》所误也。

〔王广荫问曰〕夫百病皆自腑入脏，则先治其腑可也，惟咳病则有自脏入腑者，而先治其脏可也。由此观之，凡医各病，治脏腑足矣！而十二经之穴何与焉？且治十二经之穴，而药物亦不能至其分肉筋骨之间，非砭石之刺其穴者可比，十二经之穴有何用乎？

〔答曰〕经云"精气之循经而行者为营气"，又曰"营卫相将而行则营中有卫"。然则十二经脉者，所以行营卫也；穴道者，所以知经脉之根结支间也。不能知穴道，安能知经脉？不能知经脉，安能知营卫之行？不能知营卫之行，安能知脏腑之病？经脉为脏腑之大经遂，五脏六腑皆属焉。子欲舍经脉而治脏腑，是舍本逐末。况《素问·皮部论》曰：病之始生也，必先于皮毛。邪中之，则腠理开。开则入客于络脉，留而不去，传入于经，留而不去，传入于腑，禀于肠胃，入舍于腑脏。故皮有分部，不与而生大病也。是盖言病不早治，愈久愈深，必致不救。岂可待其至脏腑而治乎？

〔余伻问曰〕《医纲》云"右肾主命门"一说，两肾中间主命门。陈修园曰："凡称门者，皆指出入之处也。命门者，男女交会之际。男施由此门而出，女受由此门而入，及胎由此门而生。"张隐庵曰："《内经》止曰肾原，无命门之名说。两肾中间主命门者，不经之语也。"不知实有、实无，实居何处？

〔答曰〕《灵》《素》两经，并无命门之说。虽《灵枢》"根结""卫气"、《素问》"阴阳离合"等篇云：太阳根结至[①]至阴，结于命门。命门者，目也。此盖指足太阳经之睛明穴而言，非指此也。因睛明所夹之处为脑心，乃至命之处，故以此为名耳。此

---

① 至：当为"于"。

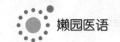

外，并无两肾间及右肾为命门之说。惟《难经·三十六难》云："肾有两者，非皆肾也。左者肾，右者为命门。命门者，精神之所舍，元气之所系，男子以藏精，女子以系胞。"王叔和因之，张隐庵非之，后世莫衷一是。夫以命门为男子藏精、女子系胞则可，以右肾为命门则不可。诚如其言，试问右肾藏精，左肾藏何物乎？又《难经·三十九难》云"命门气与肾相通"，谓气与肾相通，则可谓右肾为门则不可。夫肾具水火中，系属命门，故督脉经外俞命门一穴在十四椎之间，是命门与肾原非两物也。《黄庭经》云："上有黄庭下关元，后有幽门前命门。"又曰："闭塞命门似玉都。"然则命门为藏精之所无疑矣。又曰："丹田之中精气微，玉房之中神门户。"梁邱子注曰："男以藏精，女以约血，故曰门户。"又曰："关元之中，男子藏精之所。"阳元子曰："命门者，下丹田，精气飞出之处也。"是皆医家所未言，而道家言之，实足为此发明者也。《脉经》云："肾与膀胱合为一腑，合于下焦，在关元之后。"又曰："肾名胞门、子户。"夫所谓子户者，即子宫也，即玉房之中也。凡男精女血皆存乎此，子由是而生。故曰：子宫者，实由男女之通称也。道家名之曰丹田，以先天真一之气藏乎此也。医家名之曰血室，以任冲之脉盛于此，则天癸如期也。由是观之，惟陈氏所云近是，要之，肾与命门实非两物。道家炼丹曰：坎中离，坎即肾；命门者，一点真阳，即坎中之离也。广言之，则命门者，子宫之门户。子宫者，肾脏藏精之腑也。肾为北方之水，所以蓄坎中之真阳，而司北门之锁钥。而其所以为锁钥者，正赖命门之闭固。此命门与肾本同一气，而为先后天立命之门户也。约言之，则肾即命门，命门即肾耳。诸家拘于形、泥于迹，或以左右分水火，或谓两水中夹一火，沾沾于形迹，皆拘执不化之见也。

〔又问曰〕《经》云："膻中者，臣使之官，喜乐出焉。"又云："手厥阴经主心包络。"高士宗云："膻中者即心包络也。"此说是同一物。《医纲》云："心包络是心上之黄脂，而别为一经，与上焦相表里。膻中者，即胸中膈膜之上，心肺之旁空处也。"此说不同，敢问孰是？

〔答曰〕二说本非两歧也。但膻中两字当分读，不当连读。"膻"，一物；"膻"之中，又一物也。心包一脏，《难经》言其无形。滑伯仁曰：有形在心下横膜之上，坚膜之下，其与横膜相黏，而黄脂裹者，心也。脂漫之外，有细筋膜如丝，与心肺相连者，心包络也。然则心包在膈膜之上，心肺之旁，空处也，明矣。又按：《灵兰秘典论》有"十二官独少心包一官"，而多"膻中者，臣使之官，喜乐出焉"一节，今考心包脏居膈上，经始胸中，正值膻中之所，位居相火，代君行事，实臣使也。然则心肺旁空处，即膈上之心包络也，明矣。要之，膻即胸前膈膜，周回连着胁脊以遮浊气，膈膜名膻，而居膻之中者，即是心包络。膈乃上焦，专遮浊气。心包络则相心布令，居于膻膈之中，故名膻中。属相火，又主血，以血济火则和而不烈，故主喜乐。心忧者，包络之火不宣也。心过喜者，心包之火太盛也。西医谓心上半有夹脂裹之，即心包络也。但西医只知包络之形，不知包络所司何事耳。

〔又问曰〕人身之脏形乃肺居最高，乃五脏之华盖，下之心，次下之脾，次下之肝，次下之肾，此皆剖诸兽

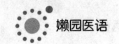

之腹，观之明然。《难经·五难》以轻手浮而候心肺之脉，重按以候肝肾之脉，脾脉不轻不重以中候之后，人皆宗其法。此谓心肺居高，脾居中州，肝肾直下之义。而《内经》刺禁篇曰："肝生于左，肺生于右。"此非肝肺相平乎？《医纲》云：肝附于脊之第九椎，脾附于脊之第十一椎，此非脾居肝之下乎？脏腑乃一定之部位，论者何相反耶？

〔答曰〕肺居最高，心次之，脾又次之，肝又次之，肾又次之，此五脏一定不易之部位也。诊脉之分部，左、右、上、下，盖从其气化而分，非以形而分也。至于《刺禁》篇所谓"肝生于左肺，生于右"者，子特未知一"生"字之义耳。滑伯仁注"肝生于左"句，曰：肝之为脏，其治在左，其脏在右胁，右肾之前，并胃，着脊之第九椎。经所谓生于左者，盖言肝所生之气在左，非肝之部位在左也。肺生于右亦同。不然，何以不曰居于右，而曰生于右？不曰居于左，而曰生于左乎？故曰：诊脉分部左右，亦从其气化而分耳。肺着脊之第三椎，肝着脊之第九椎，脊居背之中央，是着脊之肺肝，亦居中矣。部位故分高下，不分左右也。至于脾附第十一椎，子以为脾低于肝，子实未知"附"字之义耳。"附"者系所系之处也。肝系甚长，上连心包络，故称厥阴经系着脊处，则为肝俞穴，系循腔子一片遮尽，是为膈膜。肝系下行，前连腹中，统膜而后连肾系，为肝之根，通身之膜，内连外裹，包肉生筋，皆从肝系而发。脾长只五寸，以附九椎之肝，与附十一椎之脾较明。明脾在上、肝在下也。

〔又问曰〕制药之法者，或助其力，或去其力耳。天地生成之气味性质，人不能变也。如黄芪色黄味甘，本补脾气，轻入肌肉，或蜜炙之，助其补中之力，而去其入肌之力。大黄直攻下之品，走而不守，或制之则性缓，以去猛烈之力。黄柏味苦、大寒，其质似精，本入肾，或盐炒之，以助其力，速下也。干姜味辛、大热，炮熟以助热力，去其耗散之力。半夏法制以去其毒。附子泡淡去燥烈之力。其余制法，或取其相须、相使，以入他经，皆此义耳。岂有熟者补、生者泻，熟者温、生者凉乎？柯琴注"四生丸"下云：凡草木之性，生者凉，熟之则温，熟者补而生者泻。其谬乎？否乎？

〔答曰〕雷公炮制之法，或助其补力，或缓其猛性，或助其速性，或去其烈性，或助其热力，或去其毒性，或引归他经，各有不同，原不能概指焉。草木之性，生者凉泻，熟者温补也。柯氏之言固不足为训，然亦未尝无是者，亦不得尽指为谬也。即如地黄一物，鲜用大寒，胃弱者宜酌；生用则凉，清胃、导赤等散，皆用以凉血养阴、退阳泻火；熟用则微温而大补，六味、八味等丸，皆用以补肾而助（治）君相之火。此固明明生凉泻而熟温补者也。要之，古人之言，有非有是，学者当择善而从，不得因一非而疑其百非，因一是而信其尽是也。此又不可不辨耳。

〔朱庆煦问曰〕《灵枢·经脉》篇曰：心包络与三焦为表里。《医纲》中又云：心包络独与上焦为表里。不知究与三焦为表里，抑与上焦为表里？张介宾曰：三焦独大，诸脏无与匹者。又曰：孤腑。乞夫子明以教我。

〔答曰〕《灵枢·邪客》篇云：心者，五脏六腑之大主，邪勿

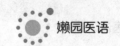

能容。故诸邪之在心者，皆在心包络。包络者，少阴君主之护卫也。虞天民云：三焦者，指腔子而言，包罗五脏六腑之外，五脏六腑之总司也。至其相为表里，则三焦为脏腑之外卫，心包络为君主之外卫，犹之帝阙重城，故皆属阳，皆称相火。而其脉络缘自相通，允为表里。故《灵枢·经脉》篇云：心主手厥阴之脉，出属心包络。下膈历络三焦。手少阳之脉，散络心包，合心主。《素问·血气形志》篇云：手少阳与心主为表里。《难经·二十五难》云：心主与三焦为表里。经言皆可为证。自无辩之余地矣。至于张介宾所谓"三焦独大，诸脏无与匹"，而又曰"孤腑"者说，非无据实，皆本于经。按《中藏经》云：三焦者，人之三元之气也。总令五脏六腑、营卫、经络内外、左右上下之气。三焦通，则内外、左右、上下皆通。其于周身灌体、和内调外、营左养右、导上宣下，莫大于此。故曰：独大，无与匹。《灵枢·本输》篇云：三焦者，决渎之腑，水道出焉，属膀胱，是孤之腑也。故又曰"孤腑"。

〔又问曰〕肝之形如叶，有七，左三而右四，并居于左。今西医言，肝叶只四，而居于右。又曰：居中。果在左、在右、在中乎？其数又若何？

〔答曰〕按《难经·四十二难》云：肝叶左三叶、右四叶，凡七叶。又按：《难经·四十一难》云：肝独两叶。杨氏注云："肝者，据大叶而言之，则是两叶；若据小叶而言之，则多叶矣。按肝形，其大叶却是两叶，而叶之下部分各分叉为二。此中医之所谓两，西医之所谓四者，殆即指此耳。至于所居部位，西医曰：肝在于右。中医《刺禁论》曰：肝生于左。滑氏注云：肝之为脏，其治在左，其脏在右胁，右肾之前，并胃，着脊之第九椎。然则肝明明在右，中医早已言矣。《刺禁论》注：所谓生于左者，言所生之气应于左，故所治亦当在左耳。不然何以不曰居于左，而曰生于左乎？至于居中之说，尤不待辨。心在肺之下，膈之上，不偏左右而居中，此固尽人皆知也。然《素问·阴阳离合论》云：广明之下名曰太阴。广明者，心；太阴者，脾也。太阴之前名曰阳明，阳明者，胃也；太冲之地名曰少阴，太冲者，冲脉也，少阴者，肾也；少阴之上，名曰太阳，太阳者，膀胱也；少阴之前，名曰厥阴，肾前之上，肝之位也。然则广明居南方之正，太冲居北方之正，其余者，只言上、下、前、后，而不言左、右，是可知皆居于中也。所谓在右胁右肾之前者，指肝之下部分而言也。所谓并胃、着脊之第九椎者，指肝之上部分所系之处而言也。脊居背之中央，则肝实系于中，而偏于右上部分，居中下部分偏右耳。要之，肝藏后，靠脊前，连膈上半，在膈下，实不在左。所谓左者，不过应东方震木而气在左耳。故诊脉分部左右，亦应其气化而分，非以形而分也。①

〔**王士斌问曰**〕劳风病在肺下，乃是少阴肾经受病，与伤寒一日太阳表病迥不相同。何？病理学教师云：二症皆是足太阳膀胱表病，生不明奥义，祈夫子明以教我。

〔**答曰**〕《素问·评热病论》云：劳风发在肺下。劳风者，因

---

① 按《难经·四十二难》……非以形而分也：分别从中医、西医角度讨论肝之解剖、生理。诊脉分布非形乃应气化而分。

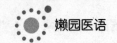

劳伤风也。肺下者，在内则胸膈之间，在外则四椎、五椎之间也。风受于外，则病因于内。王太仆云：劳，谓肾劳也。肾脉从肾上贯肝膈，入肺中。故肾劳风生上居肺下也。肾与膀胱为一合。又《素问·热论》篇云：伤寒一日，巨阳受之。巨阳者，足太阳也，为三阳之表，而脉连风府。凡病伤寒者，多从太阳始。故伤寒一日，太阳表病与劳风同为大阳表病也。

〔又问曰〕西医谓人之知觉在脑，中医谓人之知觉在心，孰非孰是？

〔答曰〕皆是也。西医谓脑筋主知觉运动，大脑在前，小脑在后，中为中脑，有裂有回，分歧迭积。耳、目、口、鼻皆通于脑，脑经分布又散行于脏腑肢体，凡知觉运动皆脑司之也。至于脑汁是何物所生？西医不知，而中医则知焉。肾所生也。盖肾精生髓，由脊上行以入于脑，是为髓海。在头者，名脑。在众骨中者，名髓。《内经》盖分为二，故云髓会、绝骨，而后人与骨、脉、胆、胞合为六者，则亦分为二而言之也。故西医治脑，无的药。而中医则知脏腑、经脉皆交于脑，源流出入，治源即所以治流耳。中医云：人之有知觉，神主之也。神乃生于肾中之精气，而上归于心肾，为阴精，内含阳精，外护心脏之火，所以光明朗润，而能烛物。盖神即心火，得肾阴济之，而心中湛然，神明出焉。故曰：心藏神。所以心血不足则神烦，心火不足则神怯，风痰入心则神昏也。肾生精，精生髓，精髓充足则伎巧出焉。脑为髓之海，诸髓皆属于脑，故肾生精，化为髓，而遍身之髓皆上连于脑。凡事物之来，必先经耳目，经目入脑，经耳入脑，脑中之髓即将事物记之，久而不失。心一思之，而脑中之事物立现。盖心火阳光犹摄影之镜也，脑髓阴汁犹留影之药液。光照于阳而影附于阴，故中医云：髓为月魄，心如日光，相照为明，而神其用者也。西医云：脑前筋主知觉，脑后筋主运动。又曰：脑筋有通于心者，此皆辞异而旨同也。至于西医谓诸骨中髓与脑中者不同，盖因解剖时见诸骨之髓杂有油膜血丝，其形状与脑髓不同耳。不知脑髓散走诸骨，皆穿膜附筋，以入于骨。所以内杂膜油血丝，非真髓有不同也。①

〔吕梦祥问〕《灵枢·经水》篇云：地有十二经水，以应十二经脉。考十二经水皆在中国，不及东西洋列邦。查东西洋非无极大之流域，何故独以中国为定名？若曰中医，则就中国而论，则二十八宿普天同然。若中外之人，体质不同，所以有异，则今之西医行于中国，何以多效？盖古人不知环球之大，以中国为天下，故有是坐井观天之说耳？且值此百学竞争，日趋进化之日，又当弃旧谋新，日异月改，否则优胜劣败，难免于天演界中。盖西洋万事以新发明为荣，故日以进步。中国万事以守成规为荣，故日以退步。闻上海中医学校业以提倡废除阴阳五运之说，我校自当急起直追以仿行之。搜罗列代医书，择其善者而从之，其不善者而去之。是否？请夫子垂察。

① 西医谓脑筋……非真髓有不同也：本段一方面从整体观论述了中医对脑的认识，同时指出了西医论"脑"的缺陷。另一方面，以巧妙的比喻论述了心、肾与脑的关系，以及记忆发生的中医学原理。

〔**答曰**〕此盖尔自坐井观天，非古人坐井观天也。夫以黄岐之圣，岂不知环球之大，国外有国？而仅举中国一"国"者，盖教者举一隅，望学者能三反耳。故《灵枢·经水》篇论十二经水，下文曰：此一隅之阴阳也。张氏注云：一隅者，指中国一国耳，子见古人之举一隅而既不能三反，反谓举一隅者仅知一隅，不知三隅。试问举一隅者，坐井观天乎？至于发明新理，中医自汉、晋、唐、宋、明、清以来名医辈出，诸家所著各书，汗牛充栋，何一非推广经旨、发明新理。虽未必言皆中理，而医学之进步，推陈出新，何尝不逐渐进步？若徒慕虚名，不求实践，欲舍我所长而求人之短，尽弃其所学，而学但留"中医"二字之名，则不如并其名而去之，专学西医之为愈也，何必徒顶此"中医"二字之虚衔哉？夫以中医参考西医则可（本校亦有西医参考一科），弃中医之实学而冒中医之虚衔则不可。且子所谓中医学校有提倡废除阴阳五运之说，搜罗历代名医之书，择善而从，不善而去者，此言尤骇人听闻。吾试问子所搜罗之书为西医书乎？为中医书乎？若皆西医书，则直改为西医学校可也，何必徒冒此中医之名？若系中医书，则中医历代名家未有舍阴阳五运而言医者，子既曰废除阴阳五运，又曰搜罗历代医书，此言实自相矛盾。至阴阳五运不知者，以为迂远，知之者，以为神明之用，正在于兹也。阴者，质。阳者，神。神即气质、即形，五形之运在天，为无形之气在地焉。有象之形在人，为有形有气，欲察人身之病形与气，不可偏废。西医重解剖，只能骗死尸之形（人死则气散），不能见生人之气。中医知阴阳五运，既能洞察生人之形，又能洞明生人之气，此中优劣不辨自明。特恐子粗心浮躁，不肯细心研究，徒冒优者之名，泛鹜劣者之实，则自求舍胜而处败，吾实为

子悲也！ ①

〔又问曰〕阴阳二字，中医之门面话。身半以上为阳，身半以下为阴；表为阳，里为阴；以言乎内，五脏属阴，六腑属阳。细绎前言，殊难洞悉底蕴，何以同此躯干，有身半以上为阳、身半以下为阴之别？何以有表为阳、里为阴之别？同居膜原之内，何以有五脏属阴、六腑属阳之分？阴阳二字，愈沿愈多，甚至各脏分阴阳，各腑又分阴阳，求之真理，无可证明。伏望夫子发宏论，一一条分缕析，以释生疑。

〔答曰〕子以阴阳二字为门面话，我以子此言为门外汉。天下惟门外汉不知内容之美富，但于门外徘徊。只看见一门面，故仅知门面而已。若欲执门外汉而告以内容，是犹执盲人而语美

---

① 此段详尽论述了"中国"二字真实含义。由此可管窥先生在当时西医大规模进入中国的背景下，在外界质疑中医是否科学、是否当废除中医的问题上，对中西医孰是孰非问题进行了一针见血的论述。他告诫国人及中医学子，应当明晓中华古代文化的博大精深，洞察阴阳五运学说是中医的精髓，是古人对人与自然合一至高境界的论断，不能够也不可能废除的。中医是一门成熟了的医学，与正在发展的尚不成熟的西方医学不可同日而语。西方医学重视解剖，其实是忽略了人的整体性。而中医，早在《黄帝内经》就对人体解剖进行了精确的描述，同时更深层次地描述了作为整体的生命意义上的解剖，重视生命之气，"既能洞察生人之形，又能洞明生人之气"，实吾国人之骄傲也，只叹中医院校徒有"中医"之虚名，而不认真研学至精至奥之中医，不重视经典学习，诚如傅氏云"若皆西医书，则直改为西医学校可也"，实悲哉！

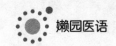

景，恐盲人未必能信。然吾终不忍不言，而使子终身徘徊于门外也。何谓阴阳？阴阳者即周易所谓两仪也。太极生两仪，两仪生四象，四象生八卦，八卦生八八六十四卦，推而至于一名一物，无一能逃阴阳二字之中。散则为万殊，合则为一体，此易理也。医理通于易理，故医者不能废阴阳以言学，但此只可为知者，道不足为门外人言也。今子既有问吾，且就至浅至显者言之，姑为盲人引路，至于能入门与否，权在学者自操，我不能强也。子虽不知阴阳，子岂不知明暗乎？一日之间，自朝至暮，明也；自晚至晓，暗也。暗即阴，明即阳，此固尽人知之者也。身半以上向明，身半以下向暗；表在表面向明，里在里面向暗；五脏属于里，故向暗；六腑属于表，故向明。《六微旨大论》云：天枢以上，天气主之；天枢以下，地气主之。人身应天地，故人之腰犹天之枢。腰以上，天气主之，故身半以上为天，为阳；腰以下，地气主之，故身半以下为地，为阴。肝之腑，胆也，故肝与胆相表里。脾之府，胃也，故脾与胃相表里。肺之府，大肠也，故肺与大肠相表里。心之腑，小肠也，故心与小肠相表里。心包络之腑，三焦也，故心包络与三焦相表里。肾之腑，膀胱也，故肾与膀胱相表里。六腑皆表也，五脏皆里也，表为阳，里为阴，故六腑皆属于阳，五脏皆属于阴，此乃最浅最显之道。何待细绎而始知底蕴，何至无真理可证明此等极浅极显者之理，子尚不能明晓，若语子以天地之大、万物之众，各有阴阳，子有不颈缩舌伸，慊得汗流浃背乎？故吾不敢骤语子以高深，姑再另用至浅至陋之说，以为引喤①，希望子有茅塞顿开之日，试分条如下。

---

① 喤 huáng：象声词。

　　西医不言阴阳，专以形气立说，抑知形气即阴阳也。例如，彼言养气能养物，取水银、白矾、硝石烧之，氧气即出，能养百果、羹肉皆不坏，不知此即中国所谓阴气也。中国以冰养果羹，即取其纯阴不化。水银等亦纯阴，故多养气耳。又化学言人吸空气中氧气而活，空中之氧气即中医所谓天阳也。然则同一言阴阳，不如中医以阴阳两字括之为言简而意当。

　　西洋天学言，空气有冷热相吸而成风。夏月热带在北，则风从南至；冬月热带在南，则风自北来。中医曰：东方生风，风生木；南方生热，热生火。西学言：风之南北是阴阳两异也。中医言，风自东方，是阴阳交应也。同一不外阴阳，不如中医言阴阳之直捷通[①]快。

　　化学以钢击石所生之热，与钢链[②]磨下石屑，与气中养气[③]化合而燃；钻木相磨，亦与空中养气化合而燃。是养气虽生于金石，实无非阳气。阳气者，无形之气；金石者，有形之质。质与气，即中医所谓阴与阳也。

　　格致学谓：草木自根芽子核而生泥土，是物质腐烂而成。不知草木虽有根芽，非风嘘雷鼓不发泥土。虽由腐化，非湿气熏蒸不烂。是即中医所谓风生木，湿生土也。

　　西人谓：水是轻养气所化。以冷玻璃罩之，则与空气中养气化合为水珠。放水银盆内烧之，复化为水。然则冷玻璃与水银皆寒性物也，与中医寒生水之义实相通。

---

①　通：当改为痛。

②　链：同"炼"。

③　养气：同"氧气"。

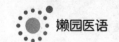

以上各条即中医所谓五运六气。西人虽不言五运六气之阴阳，而何一不在五运六气阴阳之内？特西人言之而不能知之，中医知之而兼能言之耳。然此皆至浅至陋之说也，若语高深，尚宜徐徐，以待子之进步焉！

〔张豪问曰〕五脏井、荣、俞、经、合共五十穴，生闻之矣，维此五者，有不依穴道次序而行，何也？例如，足厥阴肝经井大敦也，荣行间也，俞太冲也，而合则在曲泉。其间尚越有蠡沟、中都、膝关三穴，诸如此类，不胜枚举。且此五穴其性质是否尽同，抑是各异。再此五穴，与吾人之身体有无特别之关系。乞夫子垂教焉。

〔答曰〕此五者，不依穴道次序而行，却是性质不同，却是与吾人身体有特别之关系也。《灵枢·九针十二原》篇云：经脉十二，络脉十五，凡二十七气，以上下所出为井，所溜为荣，所注为俞，所行为经，所入为合。二十七气者，即经脉十二，络脉十五，合而为二十七也。经所谓以上下者，言二十七气，藉此井、荣、俞、经、合诸穴以行上下也。此即子所谓特别关系耳。其始出之穴为井，井者，为山下之井泉始出气，正深也，水从此而流则为荣。荣者，急流小水也，又从此而注则为俞。俞者，灌注而输运之也，又从此经过之，则为经。经者，脉气大成也，又从而有所会，则为合。合者，入合于内也。此非即子所谓性质不同者乎！惟出于井，流于荣，注于俞，行于经，入于合，始二十七气由内而外，由外而内循环不已，其关系于吾身者，岂浅鲜乎！是以不能与他穴同依次序而言也。

〔又问曰〕夫肺主气，心主血脉，而何以寸口尺脉属于手太阴肺经？以之候全身之疾病何也？人身十二经脉，惟手太阴肺经能动，而他经则否，何也？凡耳门、囟项、脚、股等处者，皆有动脉，其起止正与寸口相符，此是否即是肺经之脉，抑系另有别经也。胸口处以手扪之亦能跳动，其起止亦与寸口相符，且值竞走之后，或气喘之时，其胸口跳必速，而寸口之脉亦随之而速，又何也？再此，胸口之跳动，是否即是肺动？抑即俗语所谓心跳者。凡上诸端，愿夫子开我茅塞。

〔**答曰**〕此一言可以明晓也。肺朝百脉。寸口属手太阴，为脉之大会。故人身之动脉虽多，而独取乎此也。《难经》第一难曰：十二经皆有动脉，独取寸口以决五脏六腑死生吉凶之法。盖以肺为诸脏上盖，主通阴阳，故十二经脉皆会于手太阴寸口。十二经有病，见于寸口者，知其何经之动，浮、沉、滑、涩，春、秋、顺、逆，可决其死生也。至于耳门、囟项、胸口、脚股各经均有动脉，皆不能与此同论。若竞走跳动，出于一时，由激而成气使然也，更不可以同论矣！

〔**又问曰**〕生尝观江湖外科打针者，其针深入而无血，又不甚疼痛，何也？凡吾常人手足或皮肤偶被刀伤，则血必涔涔然，抑若全身无处无血者。而在善针者施之，则又若处处无血者。是彼识穴道，而常人不识穴道之别耳。然生于此端不能无疑。生尝闻人言，凡周身之肉皆血脉行走，苟被阻滞者则必痛溃。今观此等穴，针刺而无血，即此处之无血可知。既无血，则该处何以不痛溃？此所以敢问于夫子者也。

〔**答曰**〕江湖外科之学，吾却不知。但《内经》针法，本有

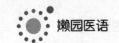

出血、出气两法。出血者，有血；出气者，无血也。《素问·血气形志》篇云：刺阳明，出血气，因其多血多气也；刺太阳，出血，恶气，因其多血少气也；刺少阳，出气，恶血，因其多气而少血也；刺太阴，出气，恶血，因其多气少血也；刺少阴，出气，恶血，因其多气而少血也；刺厥阴，出血，恶气，因其多血少气也。因血气之多少，以分别出血、出气，故出血者，有血；出气者，勿使其出血耳。

〔吕梦祥问曰〕饮酒虽云卫气先行，皮肤先充，络脉、卫气既平，始及经脉，然世界上有一种人往往饮酒甚多，而面皮并不发有红色络脉，经脉似若不饮酒之人一般，所饮之酒化于无，何有之？乡其故究安在哉？

〔答曰〕经云：饮酒者，卫气先行皮肤，先充络脉，是以面先赤而小便独先下，此盖指普通体气而言也。他若偏阴、偏阳，或虚或实，脏腑经络各各有倚于一偏者，或此虚彼实，此实彼虚，体气遂因之而异，饮酒后因体气之各异，遂各走各经，自不能一概而论。经所言者，常也；子所见者，变也。岂可拘执不化乎！①

〔又问曰〕窃观乎手太阴肺脉，配于右寸气口；手少阴心脉，配于左寸气口。何以《灵枢·经脉篇·经络之辨·一章》曰：气口者，手太阴之两脉口也，究竟肺脉候在左寸气口乎？亦候在右寸气口乎？抑亦候在两气口寸脉乎？

---

① 经云……拘执不化乎：本段从中医经络、营卫角度探析饮酒对机体的影响，饮酒后为何机体反应不同，盖禀赋体质不同，气血阴阳有异，脏腑经络虚实有别，诚妙也。

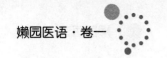

其确定部位在何处也？

〔答曰〕《灵枢·经脉篇·经络之辨·一章》所以辨明经脉、络脉之隐现不同也，彼所谓见于气口者，盖为十二经脉之隐而不可见，非比十五络脉之显而易见。欲知其虚实，须辨手太阴之两脉口，故曰：经脉者常不可见其虚实也，以气口知之。张注云：气口，概寸、关、尺三部而言，人迎、气口则知①两寸口也。至于诊法，古今却有不同。古有头面手足遍诊之法。《内经》、仲景皆以人迎、趺阳合诊。故《难经》三部九候与《内经》三部九候之法亦有不同。然头面手足遍诊之法其废已久。今皆从《难经》寸、关、尺为三部，三部各有浮、中、沉，为九候，亦去繁就简之意耳。

〔又问曰〕四君子汤治面黄痿白、言语轻微、四肢无力、脉来虚弱及内伤虚寒，凡一切因于气虚者，固为相宜，何以又曰：治饮食难化、作酸、痞闷、哕呕等症？夫饮食难化、作酸、痞闷、哕呕等症，系现有形、邪实、气滞，若投以四君子，深恐中宫愈加壅滞，益疾作胀、不思饮食等症丛生矣。然古人用药必有深意，非井窥之见所能知其万一也。但读至此，转辗思维，颇有所疑，究竟气虚兼饮食难化、作酸、痞闷、哕呕等症，可否用此以治之？

〔答曰〕四君子汤乃手足太阴、足阳明药也。人参甘、温，大补元气，为君；白术苦、温，燥脾补气，为臣；茯苓之甘淡，渗湿泻热，为佐；甘草甘平，和中益土，为使；气足脾运，饮食培进，则余脏受荫，以治饮食难化、作酸、痞闷、哕呕等症，何

---

① 知：当为"指"。

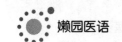

尝不宜？虽然亦当临时斟酌，审其病情有无他症，及外邪夹杂在内，通权达变，随时加减，方不误耳。假如气逆，则当加陈皮以理气散逆，即名异功散；若气虚有痰，脾虚鼓胀，再加半夏，名六君子汤；若虚寒胃痛，或腹痛泄泻，再加砂仁、香附，名香砂六君子汤；若四肢不举，则脾属四肢，宜再加麦冬、竹沥；若虚热潮热，身体倦怠，则用六君子汤加柴胡、葛根、黄芩、白芍以治其热，名十味人参汤；若五脏气虚，七情兼并，结聚痰饮与卫气相搏，发为疟疾，则用六君子汤加乌梅、草果及姜、枣，以和四脏而补脾，即名四兽饮。此外，举一反三，随机应变，或加或减，均可以此类推，岂可执一而不化哉？

〔又问曰〕脏腑之脉配于左右寸、关、尺，诸家聚讼纷纷，《内经》谓左寸以候心，内以候膻中；左关外以候肝，内以候膈；左尺外以候肾，内以候腹；右寸外以候肺，内以候胸中；右关内以候脾，外以候胃；右尺外以候肾，内以候腹。王叔和谓：左寸以候心与小肠，左关以候肝、胆，左尺以候肾、膀胱；右寸以候肺、大肠，右关以候脾、胃，右尺以候命门。三焦。李濒湖谓左寸以候心、膻中，左关以候肝、胆，左尺以候肾、膀胱、小肠，右寸以候肺、胸，右关以候脾、胃，右尺以候肾、大肠。张景岳谓：左寸以候心、膻中，左关以候肝、胆，左寸以候肾、膀胱、大肠，右寸以候肺中，右关以候脾胃，右尺以候肾、小肠。不知孰是孰非？

〔答曰〕吾不敢妄非古人，吾且述古人之非。古人者，为子道之。《素问·脉要精微论》云：尺内两旁，则季胁也，尺外以候肾，尺里以候腹；中附上，右外以候肝，内以候膈，右外以候胃，内以候脾；上附上，右外以候肺，内以候胸中，左外以候心，内以候膻中，前以候前，后以候后。上竟上者，胸、喉，中事也；下竟下者，少腹、腰、股、膝、胫、足，中事也。张氏云此，乃分明上以候上，下以候下，为《本经》不易之理。而王氏《脉经》，乃谓心部在左手，关前寸口与手太阴为表里，以小肠为腑，合于上焦。肺部在右手关前寸口，与手阴阳为表里，以大肠合为腑，合于上焦，以致后人遂有左心、小肠，右肺、大肠之配。下反居上，其谬甚矣！据其所云，不过以脏腑之配合如此耳。抑知经分表里，脉自不同。例如，脾经自足而上行走腹，胃经自头而下行走足，升降交通以成阴阳之用。又岂必上则皆上，下则皆下，而谓其尽归一处耶？且自秦汉而下，未闻有以大小肠取于两寸者，扁鹊、仲景诸君心传可考。自晋及今，乃有此谬，以讹传讹，愈久愈远，误者可胜言哉！此之不经虽出于《脉诀》之编次，而创言者，谓非叔和而谁？以上皆张氏之言也，吾为子述之，子自能恍然焉。①

〔又问曰〕六经中，手厥阴心包络一经，而脉候配置部位并不提及，而反配在六经中之膻中，此何故欤？或心包络一经受邪，无从诊察矣！

〔答曰〕膻中，即心包络也。经云：膻中为气海，是指肺而言也。又曰，膻中为心主之宫城，是指心包络而言也。膻者，膈

---

① 吾不敢妄非古人……子自能恍然焉：本段文字对寸口三部脉之分属脏腑做一客观性评析，指出虽然古人论述文字有别，而其实质则一，盖所论之侧重点不同尔。同时指出，后人读经不明真义，妄解真经，以谬传谬，可谓误人大矣！

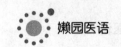

也。膻为膈，包络居膈之中，故曰膻中。胸下一层膈膜，后著脊，左右连筋骨尽处，中连胸之鸠尾，即膻是也。膻之下层，通腹中；膻之上层，为胸内之薄膜，连心系，名包络，又名心主包络，是心外卫膻中，是包络外卫。究膻之根，附脊骨，与肝系相连而下，乃连及肾系，是三焦少阳所发出，而布于膈也。

〔又问曰〕阴虚阳盛火亢咯血一症，讲义云：用四生丸以治之。阅陈修园、张景岳辈，用八味丸、镇阴煎以治之，内皆有附子、肉桂之辛热，谓龙雷之火得水而愈炽，惟桂、附辛热之品，而取其引火归原、导龙入海之义，同一是病，而寒、热、温、凉大相悬殊，此何故欤？

〔答曰〕用四生丸以治咯血者，所谓急则治其标也；用镇阴煎、八味丸以治咯血者，所谓缓则治其本也。阴虚阳盛，非滋阴不为功；阳盛火亢，非引火归原不见效。此治本之一定理也。然急则治标，不得不用四生丸以暂遏其妄行之血，故下文云，如多用则反有伤。盖血逢寒则凝，若过用寒凉，则凝不散、新不生，反致害矣！语云：医者，理也；诊者，审也。医生治病，总当审病察理，随机应变。如胶柱鼓瑟，拘执古方，偏于凉，偏于热，未有不误也！①

〔余侔问曰〕《素问·病能》篇曰：气逆者，人迎甚盛。

---

① 用四生丸……未有不误也：本段以咯血为例，指出疾病表里、先后、缓急治则，为医者，当深明医理，审证而变，即所谓法无定法，法必有法也，此中医之灵魂所在，亦治病之根本也。

甚盛则热。人迎者，胃脉也。考人迎穴，亦胃阳明经之脉道。胃者，右关也。《素问·五脏别论》曰：五味入口，藏于胃，以养五脏气。气口，亦太阴也。又曰：五味皆出于胃，变见于气口。《灵枢·根结》篇曰：五脏皆受气，持其脉口，数其至也。又，《胀论》曰：脉之应于寸口，此三者皆指寸、关、尺，总称之名也，三部分之，三者皆指寸部也。后人论人迎、气口，纷纷不一。至李士材，独辨左关、人迎候肝风，右关、气口候胃食。又云：古人有两法，两手分之，左人迎，右气口。一手分之。右寸，肺、人迎；右关，脾、气口。此言与经冰炭相反，是乎？非乎？

〔答曰〕参考答吕梦祥所问，脉配左右两条，便知毋庸重言也。要之，诸家之说发明经旨所未发者固多，而误者亦不少。学者决择宜精，方不至误。昔马元台曰：呜呼！秦、张、王、李、朱，诸先辈为后世业医者所宗仰，而尚不能深得经旨，况其下乎？张介宾曰：马子之言诚是。然观其诸篇之注，则亦有谬者。元台哀前人之误，而余哀其误，使后人更有哀吾误者，所谓后人而复哀后人也。吾尝曰：后人复哀后人，正医学之逐渐进步耳。

〔又问曰〕《灵枢·脉度》曰：阴气太盛，则阳气不能荣也，故曰关；阳气太盛则阴气不能荣也，故曰格。《难经·三十七难》曰：阴气太盛，阳气不得相荣也，故曰格；阳气太盛，阴气不能相荣也，故曰关。前圣后贤，言各不同，当以何说为主？

〔答曰〕《灵枢·脉度》篇所言关格，义甚显明，本无疑窦。

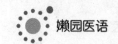

所谓阴盛阳盛者，言邪在腑，则气留之，而阳胜。阳胜则阴病，阴病则血留之，而阴胜。阴胜则阳病，故阴气太盛，则阳气不荣，而为关。关者，关六阳之气在外，而使之不能入于内也。阳气太盛，则阴气不荣，而为格。格者，格六阴之气在内，而使之不得出于外也。此固甚为明白。而《难经·三十七难》自首至末，皆《灵枢·脉度》篇原文，独关、格二字阴阳倒置，且证之《素问·六节藏象论》《灵枢·终始》诸篇，经文并无阳盛为格、阴盛为关之说，显系《难经》之误，徐氏谓：《难经》传写之讹亦甚。有理学者，自当以《灵》《素》两经为主。

〔又问曰〕《灵枢·禁服》篇云：寸口主中，人迎主外。此说未解，何意也？下文又曰：春夏人迎微大，秋冬寸口微大。如是者，名曰平人。又《终始》篇曰：人迎四盛，且大、且数，名曰溢阳，为外格。脉口四盛，且大、且数，名曰溢阴，为内关。下文又以人迎盛，泻阳补阴；脉口盛，泻阴补阳，此以人迎应阳、寸口应阴者乎？

〔答曰〕寸口主中者，寸口系太阴之脉，属阴、属里也；人迎主外者，人迎系阳明之脉，属阳、属表也。岁半以上为阳，岁半以下为阴。春夏主生长，故为阳；秋冬主收藏，故为阴。阳时见阳脉，阴时见阴脉，是谓脉与时不相反，故曰平人。人迎四盛，且大、且数，名溢阳。为外格者，言阳盛而溢于外，所以格六阴之气于内，而使之不得出。脉口四盛，且大、且数，名溢阴。为内关者，言阴盛而溢于内，所以关六阳之气于外，而使之不得入也。故人迎过盛，当泻阳补阴；寸口过盛，当泻阴补阳。此即人迎应阳、寸口应阴之义也。

〔张豪问曰〕同身寸量经脉穴道，人有长短、有肥瘠，使短而肥者，或长而瘠者，则同身寸不能尽其用矣！且同身寸以长短为比例乎，柳以肥瘠为推准乎！使其以长短为比例，则必不能合于肥瘠，以肥瘠为比例，则必不能合于长短。敢问如何？

〔答曰〕《灵枢·经脉》篇云：骨为干，脉为营，肉为墙。骨犹树也，脉犹藤也。脉之于骨，犹藤之营附于干也。故欲量经脉穴道，当先量骨之长短。知骨之长短，即知脉之长短。而肉则不过如墙之外围，其肥瘠与量度无关系也。故《灵枢·骨度》篇云：头之大骨围二尺六寸，胸围四尺五寸，腰围四尺二寸，结喉至缺盆四寸，缺盆至𩩂骭①九寸，𩩂骭至天枢八寸，天枢至横骨六寸半，横骨至内辅骨一尺八寸，内辅骨上廉至下廉三寸半，内辅骨下廉至内踝一尺三寸，内踝下至地三寸，膝腘下至跗属一尺八寸，跗属下至地三寸。此皆指骨度长短而言，而肉之肥瘠无与也。不然，何以胸围反大于腰围乎？盖胸围之四尺五寸，指胸骨而言；腰围之四尺二寸，指腰骨而言，而胸腹间之肉不与也。即如《灵枢·脉度》篇所云：手六阳，从手至头五尺；手六阴，从手至胸三尺五寸；足六阳，从足至头八尺；足六阴，从足至胸六尺五寸；跷脉，从足至目七尺五寸；督脉、任脉，各四尺五寸。共合十六丈二尺者，亦但指经脉之长短而言，而于肉之肥瘠无关系焉。子既欲合骨度与脉度之长短，又欲合肉之肥瘠，所以惑耳。

〔又问曰〕有患目疾者，其眼下廉肿赤，隆起不治，

---

① 𩩂骭：yú，胸骨；锁骨。

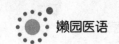

且将出脓。吾乡名之曰"天贞",杭俗呼之曰"偷贞",是虽小疾,然亦颇不便于事。故吾乡治此症之法,如左目患此,则以线系于右手名指本节上;右目患此,则以线系于左手名指本节上。转辗打七结,至次日即消矣。生屡患此疾而屡以此法治之,未尝或爽也。有人谓此乃迷信,生谓此决非迷信。苟迷信,断不能奏效若是之灵。此殆有经脉相通于其间,乞夫子垂教焉。

〔答曰〕此非迷信,乃古人治病之简易法也。此等简易法,古今方书所载甚多,不可枚举。即如《医方指掌》所载治鼻衄不止一法,用线札①中指中节,左孔出血,札左指;右孔出血,札右指;两孔出血,札两指,血即止。治乳蛾喉痹法,以发绳札大指,针刺指甲缝,边出血,喉即宽,皆与此同类也。至于经脉,却有相通。夫名指本节之上,乃三焦、液门、中渚之间也。是经之脉起于关冲,而上液门、中渚,直至目锐眦,会瞳子髎,循丝竹空而终。此即经脉相通之明证也。

〔邹廷铨问曰〕邪气之客于人身,有同一时也,同一邪也,在症不同,脉象相反者。假如同伤于秋之燥而咳嗽,一为头痛、恶寒、鼻塞、嗌干、痰稀、无汗、脉弦、苔白,一为口渴、发热、目赤、龈胀、咽疼、痰黏,甚则喘而失血、脉洪、苔赤,二病伤邪则同,现症迥异,考之书中止言正化、对化之别,并无载其正化、对化之详理,望夫子明示之。

---

① 札:同"扎"。

〔**答曰**〕正化、对化，乃运气学中之一也。吾尝言：医者不可不知运气学，正为此耳。今子因运气，未讲到此，故不能知。将来讲到，自能恍然。今既有问吾，且与子言其大略。夫同一病，而春夏秋冬现症迥异者，时为之也。同一病、同一时，而现症不同者，气为之也。何谓气？气即六气之正化、对化也，六气分上、下、左、右而行天令，十二支分节令时日而司地化。然以六气而加于十二支，则有正化、对化之不同。例如，厥阴之所以司于巳亥者，以厥阴属木，木生于亥，故正化于亥，对化于巳也。少阴所以司于子午者，以少阴为君火，当正南离位，故正化于午，对化于子也。太阴所以司于丑未者，以太阴属土居中，旺于西南未宫，故正化于未，对化于丑也；少阳所以司于寅申者，以少阳属相火，位卑于君火，生于寅，故正化于寅，对化于申也；阳明所以司于卯酉者，以阳明属金，酉为西方金位，故正化于酉，对化于卯也；太阳所以司于辰戌者，太阳为水，辰戌属土，然水行土中，而戌居西北，为水渐旺之乡，是以《洪范》五行，以戌属水，故正化于戌，对化于辰也。正司化令之实，对司化令之虚，正化从本生数，对化从标成数，皆以言阴阳之盛衰，合于十二时辰动静消息者也，因正化、对化之不同，故其为病也，伤邪则同，而现象迥异耳。附图于左。①

———————

① 正化……附图于左：本段讲述了中医运气学的重要性，指出为医者"不可不知运气学"。

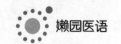
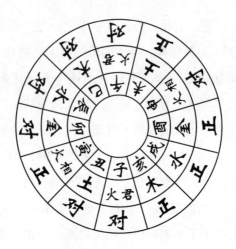

六气正化对化图

〔又问曰〕十二经脉俞穴繁多，多者竟达至六十以上，少者亦不下十余。读《素问》气六篇，以井、荣、俞、经、合代五脏之穴，井、荣、俞、原、经、合代六腑之穴。例如，足太阴脾经以隐白为井，大都为荣，太白为俞，商邱为经，阴陵泉为合，其余之穴繁多。何以不配公孙、三阴交等穴，而独配此五穴者，何故？此种原因，生尚未明，乞夫子示之。

〔答曰〕此非五脏六腑之俞，乃五脏六腑之井、荣、俞、经、合穴也，五脏六腑之俞在背，此乃手不过肘，足不过膝也。因手足为人之四末，人之四末犹树之梢杪。人身血气之出，由脏腑而脉，由脉而络，由络而孙络，出于四街，复由此井、荣、俞、经、合而入。故曰：井者，如山下之井泉始出，气尚微也；荣者，如急流小水，气未盛也；俞者，输也，由此输彼，气渐盛也；经者，行也，言气已大盛也；合者，入也，言由此而入，合于内也。

故人身血气由内而外，由外而内，循环不已，周而复始，如环无端也。五脏无原，遇原则俞代之；六腑有原，遇原俞并过之。此又五俞之合于五行者也，岂有别种原因哉？

〔吕梦祥问曰〕脉理一节，前贤论之详矣。谓三部九候可以决死生，处百病，调虚实。窃思两手之脉，左右只各一条，何以有六脉？何以有九候？且脉本系一血管，通乎寸口，岂能以区区寸口别万绪千端之病乎？

〔答曰〕此言与前日子所问"废阴阳五运，及以阴阳为门面话"等说，同一出于西医之言也。西医不知五运，故以五运为虚渺；西医不知阴阳，故以阴阳为门面话；西医不知脉法，遂谓人周身皆有动脉，何独以手为诊？不知中国古人创立脉法，先已自为问答，抑若逆料西医，必有此说，特设为问答，以代西医言之者也。《难经》首问即曰：十二经皆有动脉，独取寸口以决五脏六腑死生吉凶之法。何谓也？答曰：寸口者，脉之大会，五脏六腑之所终始，故法取于寸口。此盖言：肺为华盖，朝百脉。五脏六腑之气皆上通于肺寸口及肺之动脉，与五脏六腑相终始，故法取寸口也。西医不知脉法，谓脉管本系一血管，血出心管，行于周身，周身脉管皆生于心中血管，心体跳动不休，脉即因之而动，人身五脏何得只据血管为断，遂可以决死生，处百病，调虚实。且曰：手脉只是一条，何得分出六脉，何得分为三部九候？且岂能以一寸口别万绪千端之病乎？不知脉虽一条，有分、散、合、聚、隐、现之别。寸口者，脉之大聚会处，为营卫相会之要区，故即此以诊诸病也。西医但知脉是血管，不知脉管内属血分，脉管外属气分，气附脉行，血管外即气道也。西医谓脉外有膜，名

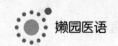

脉鞘，光滑而薄，分数层，中有小孔如筛，按此即附脉而行之气孔也，脉管只是一条，动则俱动，故迟数无部位之分，气则上下，异其轻重也。所以浮沉有三部之别，从此类推，而气管、血管，分诊、合诊，脉无遁情矣。故不知者以为渺无可凭，知之者以为确有可据也。①

〔何铮问曰〕三焦无状，空有名。夫三焦之脉，不宜候之右尺。今三焦既无形状，何以候之右尺？经曰：粗理薄皮者，三焦薄；密理厚皮者，三焦厚。又曰：上焦如雾，中焦如沤，下焦如渎，此明明以上、中、下分三焦也。《灵枢·经脉》篇曰：三焦起自关元而终丝竹空，左右凡四十六穴。于此观之，则有名有状矣，而《脉诀》谓：无状，空有名者。令人不解。幸请夫子教之。

〔答曰〕参考左冠章所问"三焦有形无形"一条，便知毋庸重说也。

〔又问曰〕女子二七而天癸至，任脉通，月事以时下，果矣。然未至二七，任脉不通，任脉不通则奇经八脉行将少一脉，岂非成奇经七脉乎？请吾师示之。

〔答曰〕所谓不通者，气未盛、脉未通耳，非少一脉也。《素问·上古天真论》曰：女子二七而天癸至，任脉通，太冲脉盛，月事以时下。夫天癸者，天一之气也。任、冲者，奇经之二也。

---

① 西医不知五运……以为确有可据也：嫩园先生以短短数语，指出西医和中医的哲学基础不同，西医是微观解剖医学，中医乃宏观整体医学，不可不知。

任主胎胞，冲为血海，气盛脉通，故月事下。月事者，言按月而至，其盈虚消长应于月象。经之应月，阴之所生也。世人每以精血为天癸，不知癸者天之水、干之名也。干者，支之阳，阳所以言气；癸者，干之偶，偶所以言阴。故天癸者，言天一之阴气耳，气化为水，故名天癸。天癸先至，精血继至，故《经》云：女子二七而天癸至，任脉通，太冲脉盛，月事以时下。男子二八，肾气盛，天癸至，精气溢泻。是必先阴气足，而后精血化，先至、后至，自有别耳。然则天癸者，人身之元阴，亦即所谓元气也。人之未生，其气蕴于父母，为先天之元气；人之既生，则此气化于吾身，为后天之元气。第气之初生，真阴甚微，及其既盛，精血乃旺，故女必二七、男必二八，而后天癸至。天癸至，然后阴血足而精血化耳。子欲以八脉少一脉为七脉，诚千古未有之奇谈也，何其愚哉！

〔又问曰〕包络即膻中，膻中即包络，明矣。然《灵枢·经脉》篇当以包络为是，《内经》十二官以膻中为是。认包络，而书中膻中不宜载；认膻中，包络不宜载。今遍观各书，包络、膻中并载，阅之，易起疑虑，究重包络欤？重膻中耶？愿夫子断之。

〔答曰〕膻中、包络，体虽一，而用则二也。膻乃胸前大膈膜，膻中即胸中，胸中只有心包络与肺。《素问·灵兰秘典论》曰：膻中者，臣使之官，喜乐出焉。膻乃膈膜，何以能为臣使之官？何以能出喜乐？此盖指膻中之心包络而言也。经又曰：膻中为气海。气海者，气之出纳处也。膻乃膈膜，何以能司气之出纳？气之出纳在乎肺，所谓气海，主气之出纳者，盖指肺而言也。包络

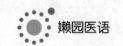

与肺均在膻膈之内，故皆可名"膻中"，但以心包络而言，则膻中为心包络之宫城；以肺而言，则膻中为肺之气海。故曰：体虽一，而用则二也。又何所谓重不重乎？

〔又问曰〕何以成男女？阅《秘主卫生》篇曰：男子欲火旺，则成男；女子欲火旺，则成女。其果然耶，抑诬言耶。

〔答曰〕此说固非，即诸家所说亦多不当。北齐褚澄曰：男女之合，阴血先至，阳精后冲，血开裹精，精入为骨而男形成。阳精先入，女血后参，精开裹血，血入为本，而女形成，此一说也。王太仆曰：男女有阴阳之质不同，天癸则精血之形亦异，此一说也。马元台驳之曰：男女之精，皆可以"天癸"称。今王氏以女子之天癸为血，则男子之天癸亦为血耶？李东垣曰：经水断后一二日，血海始净，精胜其血，感者成男；四五日后，血脉已旺，精不胜血，感者成女。朱丹溪曰：精胜其血，则阳为之主，受气于左子宫而男形成；精不胜血，则阴为之主，受气于右子宫而女形成，此又一说也。丹家为天壬先至，地癸随至，癸裹壬，成男；地癸先至，天壬随至，壬裹癸成女；壬癸齐至成双胎，一迟一速不成胎，此又一说也。然而以上诸说，纷纷不一，实则皆非也。夫乾坤之气，道在中和，故天地位而万物育，人能寡欲清心，得天地中和之气，不特所生多男，抑且所得之男佳而多寿；否则，不特所生多女，即所生之女亦劣而多夭也。①

---

① 此说固非……亦劣而多夭也：本段对诸种生男生女说进行了批评，并指出胎孕之时，唯有"寡欲清心，得天地中和之气"，方为长生之法。此乃胎教之法也，值得后人借鉴。

〔**又问曰**〕天地化物，造物好生，小儿本无病也。其后有原急惊者，有原慢惊者，此种奇疾，甚至性命不保，莫非天付之乎？或者人自为耶？亦乞夫子明以教我。

〔**答曰**〕小儿虽无七情六欲、积痼癥顽之病，然而，外感风寒、内伤饮食，以致惊风吐泻及寒热疳痫之病，皆不能免。此幼儿一科，为医者所以不能不学也。至于命之夭寿虽定于天，而斡旋造化，起死回生，未尝非医生之天职。古人名之曰"哑科"，以其言语不通，病情难询。故曰：宁治十男子，莫治一妇人；宁治十妇人，莫治一孩子。此盖甚言幼科之难也。然而，小儿致病之原，不外风寒、饮食。凡外感者，有表证而无里证，为发热、头痛、拘急、无汗或因风搐搦之类是也；内伤者，只有里证而无表证，为吐泻、腹痛、胀满、惊疳、积聚之类是也；热者必有热证，如热渴、烦躁、秘结、痈疡之类是也；寒者必有寒证，如清冷、吐泻、无热、无烦、恶寒、喜热者是也。所病惟此数种，而其脏气清灵，随拨随应，苟能确断其症而治之，一剂即可见效。否则，虚实不辨，审断不确，妄行攻击，则嫩弱之体质，未充之气血，柔脆之脏腑，略受伤残，萎谢立见，亦一剂可以送命也。庸医杀人，而欲归咎于天也，可乎哉？此学医者所以不可不知也。①

〔**楼饷周炳章问曰**〕考寸、关、尺三部之脉，俱在肺脉之一经。何以此脉各有所候于脏腑，岂各脏、各腑之气

---

① 小儿虽无七情六欲……不可不知也：本段指出，小儿之疾迥异于成人，发病急，传变快，为医者必须深谙小儿生理、病理，明辨寒热阴阳，方不致庸医杀人。

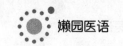

血行至此，而竟各自绝然灌注耶？是窃有疑焉。愿夫子明教之。

〔答曰〕《难经·第一难》曰：十二经中皆有动脉，独取寸口，以决五脏六腑死生之法，何也？然寸口者，脉之大会，手太阴之动脉也。人一呼脉行三寸，一吸脉行三寸，呼吸定息，脉行六寸。人一日一夜，凡一万三千五百息，脉行五十度，周于身。荣卫行阳二十五度，行阴二十五度，为一周。会于手太阴寸口者，五脏六腑之所终始，故法取于寸口也。夫荣气之行，始于手太阴肺，终于足厥阴肝，而复至手太阴肺。卫气之行，昼行于阳，夜行于阴，各行二十五度而复于肺，而营气、卫气大会于肺。盖五十度而阴阳之数已行尽，而营卫皆会于肺，故名大会，而与脏腑相终始也。因其会于肺，所以肺脉可诊脏腑诸病耳。且肺为华盖，五脏六腑之气皆熏于肺，则肺脉可以诊知各脏腑之病也。不亦宜乎！？

〔张沅问曰〕岐伯有云，女子七岁，肾气盛，齿更发长；二七而天癸至，任脉通，太冲脉盛，月事以时下，故有子。但有妇人年未至七七而天癸绝，竟致不孕者，世医以为血枯，是乎？否乎？

〔答曰〕经云：女子二七而天癸至，七七而天癸绝，有子、无子，即判于斯。此乃天地阴阳消长盛衰之常理也。至于未至七七而天癸绝，不能孕，却是血枯所致。然病不一端，或由气道逆而不行者有之；精血败而不行者有之；或由郁怒，或由积劳，或由六淫饮食，或由外感内伤，或由七情六欲，或由于血气方长，纵情亏损，或由于精血未满，先已斫伤，卒至精血日涸，而冲任气竭者，亦有之。种种病因，不一而足。似不可以"血枯"二字尽之也！为医者，苟审病不精，则用药谬误，后患可胜言哉？

〔又问曰〕三焦何以为孤腑？

〔答曰〕参观答左冠章问"三焦有形、无形"、朱庆熙问"心包络与三焦为表里"二条便知，毋烦重说也。

〔又问曰〕妇人年不逾五七而天癸不至，腹中结块似孕而实非孕，有时能动，动时腹作疼痛，每易致病。世医以为血不足，皆以活血之剂治之，不能应效。此病当以何法治之？

〔答曰〕同一病而原因不同，病之现状不同，岂可悬拟治法？然子既有问，吾姑举一端，与子言之。吾昔年在武康，曾治一妇人，系上柏人，年二十余岁。夫死年余。经停，腹渐胀大，及八九月之久，腹大如怀孕十月满足者。人皆疑以为孕，遍就各医，未能决其是否，来就余诊。余曰：此非孕也，腹中有一物，大如胎而状非人形，在腹中能动，出腹便不能动矣。此乃由经行时郁怒所致而淤血结成也。众皆疑吾言为诳，惟患者点头曰：先生能使我出此物乎？吾曰：物可出，但恐命不能保，奈何？患者曰：宁死不怨。余因细察其脉象，并观其面色，听其声音，知其病虽深而元气尚足，断定尚不至死。乃用猛攻之剂，并嘱其服后防血崩，宜留意。是夕夜半，腹阵阵作痛如临产，五更血崩，其物随血滚下，形状、颜色确肖一极大猪肺，惟独少气管耳，乃一大血块也。于是群疑皆释而患者来复诊，又服药调理，而病遂愈焉。但此等症候，必须审证精确，知其虚实，方可用药。否则，失之毫厘，谬以千里矣！

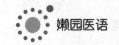

〔骆祖馨问曰〕《组织学》所为穴道者，其位置不过言距某处几寸几分，为某穴。复自某穴，距几寸几分，为某穴。今夫人之年龄有长、幼之分，身体有长、短之别，则穴道之位置，其必有相差之异。虽然几寸几分者，言距离之大约也。假令人之长者，其臂长一尺六寸；短者之臂，其长一尺二寸。若一臂间有甲、乙、丙、丁、戊，如是五穴，其距离均系三寸之数，则臂之长者固三五十五寸，计之有余一寸矣。今臂之短者则三五十五寸，计之不足二寸矣。此同身寸之所以适用也。然如余之身短，与同学中之身寸长者，以同身寸较之，反余之同身寸，较彼为长，是则同身寸亦不尽适用。此外，尚有他法以量之乎？

〔答曰〕量穴之法，原不仅同身寸。同身寸，特其一耳。其他有"非同身寸"所能适用者，量法甚多。有用尺量者，有用草量者。尺量则有：夏尺、商尺、周尺、钞尺、铜尺、曲尺、黍尺之别。黍尺中，又有纵黍、横黍、斜黍之分。更有非尺量所能适用者，则用草量。草量者，三角形量法也。《灵枢·背俞》篇曰：欲知背俞，先度两乳之中折之，更以他草度去半已，即以两隅相柱，乃举以度其背。今其一隅在上，齐脊大椎，两隅在下，当其下隅者，肺之俞也，复下一度，心之俞也，此即三角形草量之法耳。子只知同身寸，而不知其他，所谓坐井观天，而以天为小者也。①

---

① 量穴之法……以天为小者也：本段启示医学生当多读经典古籍，方可以不变应万变。

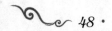

〔又问曰〕夫人身之血脉，尽日流行不息，若一处之血气停滞不动，则此处之肌肉麻木。今如吾人终日坐于座上而不行动，则两足之肌肉麻木难耐。盖吾人于夜间睡时，人亦眠而不动，何以肌肉不麻木乎？

〔答曰〕卧岂可与坐比哉！长坐而少运动，则血气凝滞不能流行周身，故足中肌肉麻木；若睡时，则人虽不动，而血气流行如环无端。故《灵枢·营卫生会》篇曰：夜半而大会，万民皆卧，命曰合阴。又曰：壮者之气血盛，其肌肉滑，气道通，荣卫之行不失其常，故昼精而夜瞑。老人之气血衰，其肌肉枯，气道涩，五脏之气相搏，其荣气衰少，而卫气内伐，故昼不精、夜不瞑。然则夜间之能睡，正以征血气之盛，夜间之不能睡，正以征血气之衰也。夜间之卧与日间之坐，虽同一不动，而岂可以一概论，何其愚哉！

〔余伴问曰〕人参一味，东垣言补气补阳，谓气为阳，此至理也。以后诸家皆云：纯阳之性，回阳之药。陈修园力辨补阴养阴，谓味重于气，属阴。此亦至理也。观仲圣白虎加人参汤，治若吐、若下、大汗出后，渴不解，用之补气救液也。四逆加人参，治利止亡血者。经曰：血气异名同类，夺汗者无血，夺血者无汗，故加参，补气即救血也。其余皆汗、吐、下利、亡血后而加之，未有回阳之用，而诸家言"参能回阳"，其说有误乎？生按：人参味甘入脾，气平入肺，子母相生，肺为生气之源，故肺得补，气充矣。肺为阴中之阳，人参即阴中之阳药也。敢问是否？

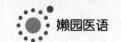

〔答曰〕所见极是。惜乎子只知脾为肺之母，肺为阴中之阳，不知水为气之母，气为水中之阳耳。按人参一物，或谓补气属阳，或谓生津属阴，或谓回阳，皆因但论气味而不究人参所由生之理，故不能定其性耳。考人参，古生上党，故名曰党参。今生于辽东树林阴湿之地，又有人种者，亦须在阴林内植之。夫生于阴湿，秉水阴润泽之气也，故味苦甘而有汁液，发之为三桠五叶，阳数也。此苗从阴湿中发出，是由阴生阳，故于甘苦阴味之中饶有一番生阳之气，此气可尝而得之者也。人身之元气，由肾水之中以上达于肺，生于阴而出于阳，与人参由阴生阳同一理也。所以人参大能化气，气化而上出于口鼻，即是津液。人参生津之理如此，非徒以其味而已。即以气味论，甘苦中含有生发之气，亦只成为由阴出阳之气味耳。须知人参不生于东南而生于北方者，此正人参所由生之理也。不究及此，尚难得人参之真性。何以故？盖北方属水，于卦为坎，坎卦外阴而内阳，人参生于北方，正是阴中之阳也。坎卦为水，天阳之气皆发于水中。譬诸西医所用之蒸馏器，以火煎水则气出，而气着于物，又复化而为水。知水为气之母，气从水而出矣。人身肾与膀胱属水，水中含阳，化气，上行出于口鼻，则为呼吸，充于皮毛，则为卫气，只此肾与膀胱水中之阳，化气而充周者也。故《内经》曰：膀胱者，州都之官，气化则能出矣。此与天地水中含阳，化而为气，以周万物，本属一理。水在五行属北方，人参生于北方，秉水中阳气，故与人之气化相合，故大能补气。此即所谓"水为气之母"，气为水中之阳也。

〔又问曰〕《本草经》白芍，味苦、平，无毒，主治邪气腹痛，除血痹，破坚积，寒热，利小便，止痛，未有言补；而宋元以下诸家本草皆言味酸，收阴气，敛逆气，和血补阴，与《本草经》大相反。观仲圣桂枝汤，解表之剂，取其平，入肺，泄邪气；取其苦，制桂之过辛；小建中汤，治腹中急痛，取其味苦，为君，疏脾中之邪气，泄腹中之淤，以合《本草经》之旨也。生入肆中，试嚼之，果苦，而无酸味矣。而宋元以下诸家，皆变苦为酸，其故何耶？又陈修园曰：张隐庵言，赤芍、白芍，花异根同，其实是花赤、白分之，其根同也。余见土人采药，囊中不知何物之根。询之云，肆中所售之赤芍即此也，生观药肆之赤芍、白芍，果大异。陈氏言"赤芍不可用"。夫子以为可用乎？

〔答曰〕按《本草经》云，味苦、平，无毒者，因神农尝草曰苦也；宋元以下诸家言味酸者，因雷公有味酸之说也。其实，味苦而不酸。至于赤、白芍，谓花异根同说，实有误。夫赤芍、白芍之分，实不在花之颜色，而在草本与木本，白芍即草芍药，赤芍即木芍药。草芍药，色白而多脂，亦名金芍药；木芍药，色紫而多脉，花大而色深，形如牡丹，故俗呼为牡丹而实非牡丹也。子所见为大异者，盖白芍系草本，赤芍系木本也。陈氏所谓，赤芍不可用者，盖指草本者而言，非指木本者而言也。[①]

---

① 按《本草经》云……木本者而言也：本段从经典医籍入手，对白芍的性味进行了详细考证，指出白芍味苦，并无酸味，警示医者当有实事求是之精神。同时，对白芍、赤芍区别之观点"花异根同说"进行了辩驳。值得后学者深思。

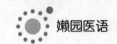

〔王广荫问曰〕《营卫生会》篇云：卫气行于阴二十五度，行于阳二十五度，故气至阳而起，至阴而卧。然则人往往日间投入睡乡，亦成好梦不？卜何气使然？岂人卧时卫气则行于阴，不卧时卫气则行于阳乎？若然，则无日夜之分矣。敢请夫子垂教之。①

〔答曰〕卫气之行，关于日夜，非关于卧不卧也。所谓气至阳而起，至阴而卧者，指日起夜卧者而言，非指日不起、夜不卧者而言也。人在日，固当起，在夜，固当卧。如阴阳反覆，夜以当日，日以当夜，不特卫气不能分阴阳而行，即营气亦不能循经而行。且营卫二气又何能相会合？久而久之，未有不致病而不得尽期而死也。故《灵枢·营卫生会》篇云：壮者之气血盛，肌肉滑，气道通，营卫之行不失其常，故昼精而夜暝。老者之气血衰，肌肉枯，气道涩，其荣气衰少而卫气内伐，故昼不精，夜不暝。然则老人之昼不精、夜不暝者，血气使然，限于天也。壮者之夜不卧而日卧者，非血气使然？戕于人也。戕于人，有不病且夭乎？

〔余侔问曰〕药之相恶、相畏、相反，《神农本草经》以下至汉唐，皆无此言。而后人创此说，而今学者之多惑，生以为不然。言人参畏灵脂，如人气虚有血积则当用灵脂破积，人参固气，岂不可同用乎？言黄连恶菊花、玄参，如喉疮热极等症，心肾有实火者，同用之，有何不可乎？古人往往以相反等药同用之如神者。究竟如何？

---

① 夫子垂教之：原文遗失，据语义加。

敢请夫子明示之。

〔**答曰**〕此说《本草问答》中早已有人论过。吾且为子述之。问者曰：本草明言十八反、十七忌、十九畏，宜恪守否？答者曰：性之反者如水火冰炭之不容，故不可同用。然仲景有甘遂、甘草同用者，又取其相战以成功。后人识力不及，总以不用为是。至于相畏，可不必论。相忌亦难尽拘。然服麻黄、细辛忌油腻，服蜜与地黄忌葱白，服黄蜡忌鸡肉，此皆大不宜者，皆所当忌，不可不知。以上所言，皆前人之说，非吾所创。总之，用药如用兵，或相战以成功，或前人已经验，或深知兵之性质，决定无畔溃之虞，可预操必胜之权，然后兵可用而绩可奏。若欲以行险，徼幸轻于尝试，作孤注之一掷，祸即随之矣。可不慎哉！①

〔**又问曰**〕古人立方，原为后人之规矩立言，原为后人之宗师。柯琴解"四生丸"言：四味皆清寒之品，岂非没制方之规矩耶？生按：四生丸，取生地甘寒、色黑入肾，清志中之火，壮水精，上行交于心，其质似血，入血凉血；取荷叶苦寒，一茎从水中直上，通于心，清君火以调荣；取柏叶苦平，入肺清金，以调卫荣，卫荣调和，水火交通，血凉而不上逆，吐自止矣。盖三味皆寒滞之品。妙在艾叶一味，辛、苦、大温，芬芳纯阳，能走三阴，和之以道诸药，领诸血各归其经。皆鲜用者，取元汁是草本之血，血入血也。此方制法之神妙也。经曰：急

---

① 此说《本草问答》中……可不慎哉：本段中，嬾园先生解说本草中十八反、十七忌、十九畏，医者当灵活视之，盖中医"治必有法""法无定法"，此至当之理。

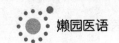

则治标，缓则治本。故立此方，暂时止吐衄之血也。此意义是乎？误乎？

〔答曰〕非也。夫彼曰：凡草木之性，生者凉，而熟之则温。此言固不足为训。既用一凡字，则所有草木均指在内，却不免言之太过，但以此方而论四味，固皆清寒之品也。子但知生地凉、艾叶温，而不知生地熟之则温，艾叶生用则凉也。生地鲜用大寒，生用凉血，熟用微温；艾叶熟用则热，生用则寒。《本草纲目》亦载有"生寒、熟热"之说，而子未及见此，遂妄议前人之非，此少见者所以多怪也。夫艾名"冰台"，亦名"医草"，所以名为"医草"者，以其得火而能灸病；所以名为"冰台"者，以其得冰而能取火也。柯氏所谓四味皆清寒之品者，盖指四味皆生用而言也。故下文曰：取其生者而捣烂为丸，所以全其水气，不经火煮，更远于火令也。至于急则治标，缓则治本，此方可暂用，不可多用。吾已与吕生言之详矣。

〔又问曰〕生脉汤者，孙真人制此方，为暑月而设，盖暑热伤气，气伤则荣卫不固，不固，汗出而亡液，气短、倦怠、口渴作矣。以上之症，皆当补气救液。经曰：虚则补其母。故取人参味甘、微寒，入脾，补土生金，以为君。臣以麦冬甘平而润，入肺，泻火清金，其生用十二枚，有十五十六枚，似人之十二经、十六络，能周行经络，调五行相从道。人参补诸经之气，佐五味子重于酸味，入肝，敛风木之浮火，其色赤黑，五味皆俱，得麦冬和之，以入五脏，收敛耗散之真气。气敛则汗止而渴止矣。三味合之，补气生津之剂。孙真人未言生脉，以后诸家因名误解此方能生脉。生见时医往往遇阳脱无脉，用此方加味治之，杀人可数乎？望夫子正之。

〔答曰〕此盖由于子学力浅薄，只知其一，不知其二也。在时医，不问何病，遇脉绝辄用此药，固属执一之见，但彼之所以用此方者，亦未尝无因也。虽此方主治本为暑月热伤元气，气短、倦怠、口渴、多汗、肺虚而咳者所设，而方中皆手太阴、少阴二经之药，肺主气，肺气旺则四脏之气皆旺。虚，故脉绝、气短也。肺朝百脉，心主脉，补肺清心则气充而脉复，名之曰生脉，非无故也。脉主气，心主血，是方以人参大补肺气，麦冬润肺清心，五味收敛五脏耗散之气，凡遇气短脉绝而将死者，是方实有起死回生之妙用。故汪讱庵注是方曰：人有肺绝将死者，服此能复生之，其功甚大。即此一言可为明证。子以为只能治暑热伤气，不能生脉，识见既自浅薄，而笑时医之谬，是犹五十步笑百步耳。

〔又问曰〕《内经》候脉，三部详明，而晋以下诸家各言一理，使学者惑而无入门之路也。生不敏，悟《内经》之旨。经以两寸候心肺者，位最高也。以心候左寸者，以心为一身之君主，有四系发出，贯于四脏。心是阳中之太阳，故候左寸也；肺是阳中之太阴，《刺禁》篇云：肺气生于右，故脉候之，右寸也；以肝候左关者，盖肝位虽下，肝之系系于脾之上，又是阳中之少阳，为上下阴阳之中界，故以候关。《刺禁》篇云：肝气生于左，故候之左。脾是阴中之太阴，为胃消化谷气，行津液，阴土也，位居中，属土，故候之右关。肾是水精，《刺禁》云：

肾部为里，位居直下，是阴中之少阴，肾有两枚，故候两尺，但言膻中与胃，不言大小肠、三焦、膀胱、胆与命门者。胃者阳土也，存五味，养五脏，化生万物，与脾并居中州，故可定于脾部也。《刺法论》曰：膻中者，臣使之官，喜乐出焉。膻中即心包，心包居心之外，为心之宫城也。心脉病即心包病，心不能受邪，故膻可定心部也。大小肠虽与心肺相表，其位居于下之小腹，病有从表入里，从里出表，上、下焦之气所分，不可概指一定。三焦者，上焦如雾，中焦如沤，下焦如渎。岂可定一部乎？命门即肾，不必多分名也。膀胱合肾为表里，与大小肠俱居小腹，如大小便之病，有在阑门闭塞，有在膀胱不化，有在肾气不化，不可指定也。右寸言胸中者，候上焦之宗气，两尺言肠者，大小肠、膀胱者皆在内，以候下焦之精气；左关不言胆而言膈者，胆附肝之短叶，属少阳，是阴阳之中界，膈是上下之中界，候膈，即可为胆，又候中焦之生气也。生之意度如此，而后贤诸家以膻中、三焦、膀胱、大小肠、命门，移上、移下，配左、配右，而没《内经》之旨，生之疑一也。《难经》以明浮、中、沉候脉。其言，初持三菽之重，与皮毛相得为肺脉者，谓肺位最高，为五脏之华盖，肺气为卫，其主皮毛也；如六菽之重，与血脉相得为心脉者，心居肺下，心气为荣，其主血脉也；言如九菽之重，与肌肉相得为脾脉者，脾居心肺之下，肝肾之上，为中土，其主肌肉也；言十二菽之重，与筋平相得肝脉者，肝居脾之下，其主筋也；言重按之，主骨，相得肾脉者，肾居直下，藏精，生髓，其主骨也。此理尽是。而《脉诀》又不明此独主寸、关、尺，生所疑二也。男女平脉之所异者，是阴阳气血之别也。如男子左手脉盛于右，女子右手脉盛于左。经曰：左右者，阴阳之道路也。男为阳，主左；女为阴，主右者也。经曰：上竟上者，胸喉中事也；下竟下者，少腹、股、膝、胫中事也。上言寸，下言尺也。《海论》篇云：膻中为气海，冲脉为血海。男子寸脉常旺于尺者，男为阳，气为主。膻中、气海在胸中，故脉应于寸也。女子尺脉常盛于寸者，女为阴，血为主。冲脉、血海起于胞中，在小腹，故脉应于尺旺也。生之臆断如此，而戴氏言《脉诀》，背看之，以男"左肾、右命"，以女"右肾、左命"之说。褚氏倒装五脏言，女心肺在下应尺，肝肾在上应寸，如此别之。人身脏腑一定之部位，岂可倒置乎？生所疑三也。以上诸疑，皆因古人论说不同，各执一辞，使后学无所适从，愿夫子开一正路，为学者入门而无误焉。

〔**答曰**〕所论各节，言多而中肯者少。所疑三条，尚有理由。但子既欲我为学者开一入门正路，我对曰：宜从《难经》入门为正路。按《难经》三部九候之法，与《内经》三部九候之法不同。《内经》有遍诊头足之法，自越人变法而群趋简易，古法遂废。虽仲景尚有人迎、趺阳合诊，而后世脉诀皆托始于《难经》，去繁就简，不可谓非得其要。《难经》所谓三部者，寸、关、尺；九候者，浮、中、沉。言三部各有浮、中、沉，以为九候也。《四

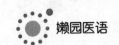

难》云："呼出心与肺，吸入肾与肝，呼吸之间，脾也①，其脉在中。浮者，阳也。心肺俱浮，浮而大散者，心也；浮而短涩者，肺也。沉者，阴也。肝肾俱沉。牢而长者，肝也；按之濡，举指来实者，肾也；脾者中州，故其脉在中。阴阳法也。"此盖既以三部九候分部位，又以呼吸浮沉分五脏，法至精也。心肺在上部，出气由之，故呼出属心肺。一呼脉当二至。肝肾在下部，入气归之，故吸入属肝肾。一吸脉当二至。呼吸之间，脾主中宫司出入，脉当一至，故呼吸定息脉来五至为无病。若多一至，则有一脏太过，若少一至，则有一脏不足。又以浮、中、沉分别五脏者，言脉在人肌肉之中，轻按即见为浮，浮为外属阳，心肺应之。浮而大散，其应在心。浮而短涩，其应在肺。重按乃见为沉。沉在里，属阴，肝肾应之。牢而长者，弦之象，属肝经。濡而实者，滑之象，属肾经。脾者中州，故其脉在中，是阴阳适中之地也。

以沉诊肝肾，浮诊心肺，中诊脾胃，此即所谓以呼吸浮沉分五脏也。《十五难》云：春脉弦，夏脉钩，秋脉毛，冬脉石，四时皆以胃气为本，四时之变，病死生之要会也。言弦、钩、毛、石，各见和缓，为有胃气，四时之变，有太过、不及，不得胃气则可以知其病矣。此又言五脏四时之主脉皆归本于胃气也。《九难》云：数者，腑也。迟者，脏也。诸阳为热，诸阴为寒，数则为热，迟则为寒。盖言腑属阳，故数脉当应腑。脏属阴，故迟脉当应脏。数则为热，诸阳主气也。迟则为寒，诸阴主气也。夫以迟数分脏腑，犹未尽然。而数则为热，迟则为寒，盖有一定不易之理。脉之跳动出于心血之起落，属脉管中，血之所主。心主

---

① 呼出心与肺……脾也：《难经·四难》原文为"脾受谷味也"。

火，血虚火少则动迟，血多火旺则动速，脉之粗、大、细、虚，皆脉管中事，当与迟、数同断。脉法，要辨脉管内是血分，脉管外是气分，则诊治自有分别矣。《四难》云：浮者，阳也；滑者，阳也；长者，阳也；沉者，阴也；短者，阴也；涩者，阴也。各以其经所在，名病顺逆也。须知浮、滑、长为阳，沉、短、涩为阴。据此治病，已得其要。再分各经，以定顺逆。例如肾脉宜沉而反浮，心脉宜浮而反沉，则为逆。既明脉之定象，又言脉无定体，因经而分顺逆，法最细也。至于《五难》云：初持脉为三菽之重，与皮毛相得者，肺部也。如六菽之重，与血脉相得者，心部也。如九菽之重，与肌肉相得者，脾部也。如十二菽之重，与筋平者，肝部也。按之至骨，举指来疾者，肾部也。盖以肺主气，属皮毛，心主血，属经脉，脾主生化，属肌肉，以及肝主筋、肾主髓之类，皆以气化而分，非以形而分也。至于《十九难》云：男子生于寅，为木，阳也。女子生于申，为金，阴也。故男脉在关上，女脉在关下。是以男子尺脉恒弱，女子尺脉恒盛，是其常也。盖言寅为木，木生火，又火生于寅而性炎上，男故脉常在关上而尺脉恒弱也。申为金，金生水，又水生于申而性润下，故女子脉在关下而尺脉恒盛也。言简而明，义精辞确，吾故曰学者宜从《难经》为入门正路也。再参诸书，尽其奥矣。[①]

---

① 所论各节……尽其奥矣：清·黄元御之《难经悬解》、清·唐宗海之《中西汇通医经精义·下卷·诊脉精要》载有本段部分内容。

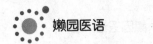

懒园医语

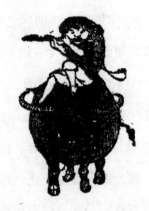

嬾园居士傅崇黻语录

浙江中医专门学校学生记录

〔**邵洧源问**〕昔者夫子答左生问"十五络"云阳络、阴络，即督脉、任脉。考《难经·二十六难》云：阳络者，阳蹻之络也；阴络者，阴蹻之络也。岂阳蹻之络即督脉耶？阴蹻之络即任脉耶？又考《内经·脉度》篇，帝问：蹻脉有阴阳，何脉当其数？伯答：以男子数其阳，以女子数其阴，当数者为经，不当数者为络。如是言之，经即络也，络即经也，在男子则阳经而阴络，在女子则阴经而阳络。《难经》阴阳两蹻之络皆加于十五络中，岂阴阳两络而一人兼全乎？抑阴阳两蹻各更有一络耶？

〔**答曰**〕《灵枢·经脉》篇以督之长强、任之尾翳，合十二经为十五络者，盖以督脉为阳脉之海，任为阴脉之海也。故《难经·二十三难》云：络脉十五。滑氏注曰：十二经加阳络、阴络、脾之大络，为十五络。亦但言阴阳，而并不指为二蹻、二维。当时因左生疑二维，吾故以督为阳、任为阴答之，亦宗《灵枢》之旨耳。至于《难经·二十六难》云：阳络者，阳蹻之络，阴络者，阴蹻之络。夫男子以阴蹻为络，女子以阳蹻为络，是十五络又分男女矣。况阳蹻为足太阳之别，阴蹻为足少阴之别，十五络中，

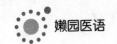

足太阳之别既曰飞阳，足少阴之别既曰大钟，二跷皆起跟中，上行并合而濡目，其与《灵枢》经旨更相悖矣。故经释云：《灵枢·经脉》篇明指十二经之别，与督、任及脾之大络合为十五络，皆有穴名及病形、治法。此以二跷当之未知，何出要之，医道之始，始自轩岐，轩岐之旨，昭诸《灵》《素》，《灵》《素》之妙，精确无遗。后之绍此统者，孰能外其范围？而世之所以纷纷者，实由《难经》始也。夫《难经》述《灵》《素》而作，其中能发明经旨者固多，常谬误者亦不一而足，学者当取其长而弃其短，始勿为所惑也。至于《脉度》篇所云：跷脉分阴阳，男子数其阳，女子数其阴，当数者为经，不当数者为络。盖言男子之宗荣注于太阳之阳跷，女子之宗荣注于少阴之阴跷。气之所注者为经隧，气之不荣者为络脉耳，当数不当数即宗荣之注不注，注者为经，不注者为络，非言阴阳二跷各有一经、各有一络也，其不能合十五络也更明矣。

[寿能模问]《灵枢·卫气》篇首节末三句"下行阴分，复合于目，故为一周①"之义，"下"字疑"上"字之误，其"阴分"二字，注家俱谓是三阴之分，或谓是少阴之分，考《邪客》篇卫气由阳入阴之处，在足少阴分间。然《邪客》篇之由少阴分间而入者，是卫气行阳度尽，将由少阴之分内入于之五脏六腑也。按卫气日行于阳者

---

① 《灵枢·卫气》……故为一周：本句有误。"下行阴分，复合于目，故为一周"非《灵枢·卫气》首节末三句，此处应指《灵枢·卫气行》首节末三句"行阴分，复合于目，故为一周"。

在皮肤之间、分肉之中、腠理部分，其夜行于阴者在脏腑连缀之肓膜也。行阳、行阴非经脉之谓，以形身脏腑分别阴阳，即内为阴、外为阳之义，可于《痹论》见之。本篇之行于阴分者，不过由此阴分上合于目，复由目循太阳部分而作第二度之周行耳。其一周者，非五十度毕之，谓乃卫气行诸阳部分一次也。夫以《邪客》之言观之，卫气苟行于足少阴之分间，即将由少阴而内行于五脏六腑，若此阴分亦是足少阴，则卫气行阳之时，安保其不循少阴而内入乎？既可循少阴而内入，则又何必上合于目？且少阴之脉虽起于足心，却不上入于目，是以知本篇"阴分"二字，不能因其"足心"二字遂认为足少阴也。盖以本篇"行阴，上合于目"二句观之，则此阴分者，乃由足转输于目之中道也，惟阴跷之脉，亦起于少阴然谷之后，故谓之少阴之别，上内踝，循股阴，上腹里而入于目，卫气由足返目之中道，其在此乎！况《内经》跷脉之义每与卫气有关，如《邪客》篇、《大惑》篇所言，故生疑，本篇阴分二字为阴跷也，不言阳跷者，因阳跷下行也。虽然足少阴之解亦不得尽非阴跷固亦少阴之别，不过须略示区别耳，是否有当？

〔**答云**〕子以阴分为阴跷，极有见地，惟"下"字非"上"字之误。所谓下行者，言下自少阴之涌泉穴而行于少阴然谷穴后之别也。经文每有此等文气，不足为异。盖少阴之别为阴跷，直上属目内眦，合阳跷而并合，回还濡目，故曰复合于目也。昔通一子注此三句曰：少阴之别为跷脉，跷脉属于目内眦，故复合于目而交于太阳之晴明穴，此其明证也。至于卫气之行于阳者，在

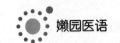

皮肤之间、肌肉之中、腠理之分。行于阴者，在脏腑之募原，此说不独见于《痹论》，即本篇张氏、玉师各注均有此说。张氏云：昼行于皮肤肌腠之间，夜行于五脏募原之内。玉师云：经言卫气先行皮肤，先充脉络，是卫气与络脉相通也。卫气大会于风府，日下一节，二十一日下至尾骶，内行伏冲，是卫气外行于皮肤而内行于经脉也。此言卫气入于阳明之于颔脉，是荣卫之行于经脉，外内又不可执一而论，二说于《灵枢》张、马合注中均有载及，想已见过矣。

〔又问〕《难经》诊法以寸、关、尺三部候之，谓寸口在关之前，高阳生指高骨为关，于是知寸口在于高骨之前。《灵枢·本输》篇曰："太渊，鱼后一寸陷者中也。""经渠，寸口中也。"夫"鱼后一寸陷中"正在《难经》所指之寸部，若经渠则似更在太渊之后矣。而《灵枢》指经渠为寸口，则正在《难经》所指之尺部也。或谓《内经》之寸口指三部而言，《难经》之寸部专指关前之寸为主，然而细玩经文，其所谓"经渠，寸口陷者中"一句，却亦并未统指三部，抑又何也？

〔答曰〕鱼者，肉也。鱼际者，穴也。手鱼者，肉与穴之通名也。经云：太渊，鱼后一寸。此鱼字指鱼际而言（经每有此等从间之文）。按仰面人形图，手部注云：手腕之前肥肉隆起处，形如鱼者，统谓之鱼。又按十二经诸穴图，手太阴肺经注云：鱼际在大指本节后内侧陷中，赤白肉际，有散脉从此穴出，散于鱼。太渊在掌后横纹处，经渠在寸口陷中，故十二经诸穴歌中，《手太阴经分寸歌》曰：列缺腕后一寸半，经渠寸口陷中是，太渊掌后横纹头，鱼际节后散脉举。以此为证。《灵枢》与《难经》尚不相远，惟《难经》以关前为寸，关后为尺。《灵枢》正面人身手部注云：手掌后动脉高骨处曰关，关前后两手动脉皆曰寸口，是《难经》之所谓尺者，《灵枢》亦指为寸口也。以关前、关后皆为寸，则必以尺肤为尺矣。此古今诊法之所以不同也。或谓《内经》之寸口指三部而言，其说殆本诸此耳。

〔江广智问〕按十五络，《灵枢·经脉》篇明指十二经之别与督、任之别及脾之大络共十五络，皆有穴名及病形、治法，而《难经》以十五络为十二经络及阳络、阴络、脾之大络也，与《灵枢·经脉》篇不同，曩日左生曾问及此，而夫子答以阳络即督脉，阴络即任脉也，然《难经》言阳络、阴络即阳跷、阴跷，与督、任有别，今以二跷当之，未知所出，乞夫子垂教焉。

〔答云〕所问与前日邵洧源所问"答左生十五络"一条大略相同，即取邵生记录观之，毋烦重说也。

〔牟孔昭问〕人参，《本经》微寒，而方书多谓甘温、大补元气。陈修园则谓：经言补五脏，五脏属阴，故人参补阴而不宜补阳。力辟回阳之说，为害人非浅。敢问孰是？

〔答曰〕古之所谓人参，即今之所谓党参也。或曰性寒，或曰性温，或曰味苦，或曰味甘，或曰补阴，或曰补阳，皆执一偏之见耳。夫人参气味甘而微苦，为凉、为温，补阴、补阳均无不可，全在医生之妙用耳。其为用也，生则气凉、熟则气温、味甘

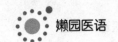

补阳、微苦补阴。气主生物本乎天，味主成物本乎地，气味生成阴阳之造化也。凉者，高秋清肃之气，天之阴也，其性降；温者，阳春生发之气，天之阳也，其性升；甘者，湿土化成为味，地之阳也，其性浮；微苦者，火土相生之味，其性沉。其气薄者，生降熟升；其味薄者，生升熟降。如土虚火旺之病，则宜生用，以凉薄之气泻火而补土，是纯用其气也；脾虚肺怯之病则宜熟用，以甘温之味，补土而生金，是纯用其味也。仲景云：病人汗后，身热、亡血、脉沉滞者，及下痢、身凉、脉微、血虚者，并加人参。古人治血脱者益其气，盖血不自生，阳生则阴长，血乃旺矣。《素问》云：无阳则阴无以生，无阴则阳无以化。故补气可用人参，补血亦可用人参，要在医者之妙用耳。至于经言"补五脏"者，五脏虽属阴，然阴中有阳，味甘，补五脏之阳，微苦，补五脏之阴。欲补五脏之阴阳气血，各用本脏之药相佐使以引之可也。

〔又问〕黄芪，世人皆谓补气固表、生用发汗、炒用止汗，而陈修园力非之，并谓黄芪走表，领他药达表而止汗，非黄芪自能止汗。请问黄芪是否固表？生炒是否异用？

〔答曰〕黄芪不特补气固表，实上、中、下三焦气血表里之药。治气虚、自汗、盗汗及肤痛，是表药；补肾脏之元气是里药；治咯血和脾胃是中州之药。故好古曰：黄芪为上、中、下、内、外、三焦之药也。《灵枢》云：卫气者，所以温分肉、充皮肤、肥腠理而司开阖。黄芪能实卫气，补三焦，故称上、中、下、内、外、三焦之药。元素曰：黄芪补五脏诸虚，治脉弦自汗，泻阴火，去虚热，无汗则发之，有汗则止之，能发能止，全在医家之善用，亦不必拘拘于生、炒也。

〔又问〕天、麦门冬，皆谓止嗽消痰，而《本经》不言。又谓天冬补中有泻，麦冬泻中有补，则张隐庵又非之。敢问二冬止嗽消痰，确有其效否？

〔答曰〕二冬皆手太阴经气分药，而麦冬则兼入手少阴，天冬则兼入足少阴气分，故嘉谟曰：天、麦冬并入手太阴，去烦解渴、止嗽消痰，而麦冬兼行手少阴，清心降火，使肺不犯邪，故曰泻中有补；而天冬兼行足少阴，滋肾助元，全其母气，盖肾主津液，燥则凝而为痰，得润则化，治痰之本也，故曰补中有泻。宗奭曰：麦冬治肺热之功为多，其味苦，专泄而不专收，故泻肺之伏火。然肺气欲绝者，合人参、五味子为生脉散，又补肺中元气之不足，此即泻中有补之明证也。《列仙传》赤松子服天门冬，齿落更生，发落复出，以其入足少阴经也，然亦入手太阴经气分，此即补中有泻之明证也。既补中有泻，泻中有补，则不止嗽而嗽自已，不消痰而痰自去矣。

〔又问〕玉竹，李时珍谓：不寒不燥，可代替参芪，故传为补剂，无论寒热燥湿，一概投之。而张隐庵谓古方治风热外不他用，且阴病内寒，此为大忌，抑何说之从？

〔答曰〕《本草经》谓玉竹主"中风暴热"，故古方专用以治风热，张隐庵之说本乎此也。时珍谓治寒热痁疟及一切不足之证，用以代参芪，不寒不燥，大有殊功，不止去风热。并云古方

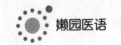

治风热外不他用者，实昔人所未阐也。按玉竹与黄精同类，根似黄精而小异，服食家亦用之，故黄精久服能轻身辟谷。《稽神录》有士家婢服之，能举身凌空若飞鸟者。玉竹虽不及黄精，然服之亦有轻身不老之效，然则时珍之说非无稽焉。

〔又问〕桑白皮，陈修园谓：经无清肺利水之言；后人且谓生用大泻肺气，宜蜜炙之，然此药忌火，乌可炙？其说可取否？

〔答曰〕经云：桑白皮补虚益气。却无清肺利水之说。然《别录》谓能去肺中水，时珍谓长于利小水，乃实则泻其子也。按桑乃箕星①之精，为东方生气之神木，忌火而不宜炙，说亦有理。

〔又问〕《妇人明理论》云："丹参一味，功兼四物，为补血、凉血之品，女科之专药。"而《本草经读》谓："掩丹参之真功用。"岂《明理论》之言不足据乎？

〔答曰〕丹参能治心腹邪气、肠明②寒热积聚、破癥除瘕、止烦满、益气，去心腹痼疾、结气、腰脊强、脚痹，除风邪留热、风痹足软及百邪鬼魅、气作声音鸣吼、定精、养神定志、通利关脉，治冷热劳、骨节疼痛、四肢不遂、头痛目赤、温热狂闷及恶疮疥癣、瘿赘肿毒、丹毒排脓、止痛生肌长肉，治寒疝腹痛、小儿惊痫、身热入少阴、厥阴，又能活血通心包络，其功

---

① 箕星：东汉蔡邕《独断》称："风伯神，箕星也。其象在天，能兴风。"箕星，属水，明亮为起风之兆。

② 明：当为"鸣"之误。

效不可尽述。原不仅破宿血、生新血，安生胎、落死胎，止血崩、带下，调经脉，治血邪，为妇科之专药已也。但《妇人明理论》所言，系但就妇科一部分而论，故曰四物汤治妇人病，不问产前、产后，经水多少，皆可通用。惟一味丹参散，主治与之相同，盖此散能破宿血、补新血、安生胎、下死胎，止崩中带下，调经脉，其功大类四物，非谓丹参之效用即尽于此也。

〔又问〕贝母治痰嗽，陈修园谓"大失经旨"，且斥李士材"贝母主燥痰，半夏主湿痰"，为臆说，然欤？否欤？

〔答曰〕贝母气味辛平，经云治"伤寒烦热、淋沥邪气、疝瘕、喉痹、乳痈、金疮、风痉"，原不仅治痰嗽。然而消痰润心肺未尝无功。按贝母乃手太阴经药，半夏乃足太阴、足阳明经药，若虚劳咳嗽、吐血、咯血，当用贝母。脾胃湿热，涎化为痰，久则生火，痰火上攻，当用半夏。然则士材所谓贝母主燥痰、半夏主湿痰者，亦非无因，特一系太阴经药，一系阳明经药，不可不知耳。

〔又问〕芍药，经云：味苦平。陈修园谓为攻下之品，其言益气者，邪气攻净而元气自益，非能补气也。今人妄改酸寒，认为敛阴之品，杀人无算。试取芍药嚼之，酸味何在？诚然，则四物汤等补方中不宜入芍药矣，蒙窃疑之。

〔答曰〕经云：芍药"气味苦平，主邪气腹痛，除血痹，破坚积、寒热，利小便，止痛"，未有言补者，故仲景桂枝汤解下

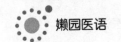

表之剂取其平，入肺泄邪气，苦制桂之辛。小建中汤治腹中急痛，取其苦，疏脾中邪气及腹中之淤，皆以苦平之味也。自宋元以下，诸家本草始发明味酸、收阴气、敛逆气、和血补阴，但吾曾尝其味，却苦而不酸，而后人之称为酸者，其说实本于雷公。按芍药一物，有赤芍、白芍、草本、木本之别，白芍即草芍药，赤芍即木芍药；草本者，色白而多脂；木本者，色紫而多脉。无己曰：白者补，赤者泻。《大明》曰：赤者补气，白者补血。四物等补方中入芍药者亦此意也。

〔又问〕陈修园谓：栀子不能涌吐，且宜生用，炒黑则死灰无用，俗本生用则吐，炒黑则不吐，陋甚。亦有当乎？

〔答曰〕《本经》不言栀子能涌吐，栀子本非吐药。仲景用为吐药者，谓邪气在上，拒而不能纳食。栀子气轻，飘而上行，用以导之，令其吐则邪因以出，所谓高者因而越之也。至于炒黑者，所以平其轻飘之性、苦寒之味耳。故仲景治伤寒，发汗、吐、下后，心烦及心经留热，小便赤涩，用火煨。治下利鲜血，用烧灰服也。

〔又问〕又谓半夏乃太阴、阳明、少阳之药，祛痰非其专长，故仲景云：呕加半夏，痰多加茯苓。未闻痰多加半夏。窃谓痰由水湿在，半夏能燥湿，则未尝不可治痰，敢正之夫子。

〔答曰〕所见极是，吾曾云：脾胃湿热，涎化为痰，久则生火，痰火上攻，当用半夏。即此意也。

〔又问〕张隐庵谓桔梗治"少阳之胁痛、上焦之胸痛、中焦之肠鸣、下焦之腹满，又惊则气上、恐则气下、悸则动中，是桔梗为气分之药，上、中、下三焦皆可治也"，指张元素"桔梗为舟楫之药，载诸药而不沉"之说为谬，似属有理。

〔**答曰**〕《本草经》称桔梗治胸胁痛、腹满、肠鸣、惊恐，本无载诸药上浮之说，元素谓引经与甘草同为舟楫之剂者，以其味厚、气轻，主升而不降耳。故曰如大黄苦泄峻下之药，欲引之胸中至高之分，须用辛甘之剂升之，此盖指引经而言，非谓效即止于此也。

〔又问〕何首乌相传益气、黑髭发，何翁食之，发白变黑，故名。然陈修园谓为苦涩之味，何以能补，不过久痢、久疟多取用之，以固脱截疟，其说似亦甚当。

〔**答曰**〕首乌有赤、白二种，白者入气分，赤者入血分，气温、味苦涩，温补肝，苦涩补肾，故能收敛精气、养血益肝、固精益肾、健筋骨、乌须发，为滋补之良药，功在地黄上。正不仅治久痢、固脱、截虐已也。此药能补，本少发明，自嘉靖初，邵真人以"七宝美髯丹方"进世宗，服有大效，连生皇子，由是何首乌方大行也。

〔**江广智问**〕《难经·六十七难》曰："五脏募皆在阴。"按徐氏云：六腑之募亦皆在阴。是五脏六腑均由募矣！肺募中府，属本经，心主募巨阙，属任脉，任脉明明非本经之募，偏属他经者，是何原因？然募之功用，对于人

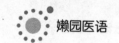

身奚若，乞夫子垂教焉。

〔答曰〕五脏皆有募，六腑亦皆有募，募皆在阴。徐氏云六腑之膜亦在阴者，盖言募不以脏腑分阴阳，以募俞分阴阳也。人身腹为阴、背为阳，五脏六腑之募皆在腹，故曰皆在阴。五脏六腑之俞皆在背，故曰皆在阳。至于募之俞或在本经或在他经不一者，亦犹脏腑之俞或在本经或在他经不一，但以其气之所出在何俞，则属何俞耳。例如，脏腑之俞惟膀胱在本经，其余皆不在本经也，故《素问·通评虚实论》云："腹暴满，按之不下，取太阳经络者。"胃之俞在太阳经也。至于对于人身之功用，盖募者内在各脏各腑之间而外连躯壳，脏腑之位于人身也。背部之气从脊骨而输出，故脏腑之俞皆在背。而夹脊两旁腹部则募连着皮肉，故气出于腹者，如肝募期门，胆募日月之类是也。其对于人身之功用，亦犹五脏六腑之俞耳。

〔又问〕《七十难》曰：经言"春夏刺浅"而"秋冬刺深"，而下文又言"春夏各致一阴，秋冬各致一阳"。上下文义似觉难通，孰是孰非？乞垂教焉。

〔答曰〕春气在毫毛，夏气在皮肤，故宜刺浅；秋气在分肉，冬气在筋骨，故宜刺深。然一于浅则成孤阳，一于深则成孤阴，故春夏虽刺浅，初下针时必先一沉，而后皆浮，取一阴之气以养阳；秋冬虽刺深，初下针时必先一浮，而后皆沉，取一阳之气以养阴。盖春夏气温，必致一阴以和阳气者，使不成孤阳也。秋冬气寒，必致一阳以和阴气者，使不成孤阴也。

〔又问〕《二难》云：自掌后横纹至尺泽穴，总计一尺一寸分，一尺中一寸曰尺，一寸中九分曰寸，余一寸，间隔尺寸而名关。但近世医者三指按于寸、关、尺三部以诊病人，寸尺二部，所按不及一寸九分，而关部则过一分，岂非肝、胆、脾、胃与尺寸脏腑相混耶？然今医者犹能别肝、胆、脾、胃脏腑之病也，其故何欤？

〔答曰〕按《难经·二难》所言，不过就前后分尺寸之部位，与脏腑配位，为诊候之说不同也，故丹波元胤曰：此段但就其中分尺寸之位而与《十八难》分三部之说不同，学者不可一例读也。杨注：不察此理，妄引诸家家脉诀以傅会之，并举脏腑配位之说为诊候之式，不足为据（以上皆丹波氏言）。要之诊法，《内经》与《难经》不同，《难经》与《脉经》又不同，学者宜参观而会通，不宜偏执一说（宜参观《诊察学讲义》）。故《医语·卷一》末篇论诊法云：从《难经》入门，再参诸书，尽其奥矣。

〔又问〕《十难》云：一脉十变者，均是脏干脏则脉甚，腑干腑则脉微，盖因病脏者重，病腑者轻也。然按之阴阳，五脏属阴，主静；六腑属阳，主动。洁古云：甲、丙、戊、庚、壬谓之五阳，刚也；乙、丁、己、辛、癸谓之五阴，柔也。理当以腑干腑则脉甚，脏干脏则脉微。今《十难》所云反是，非与，经言病脏者重，病腑者轻，成一反比例耶？二说不可一以贯之，其故安在？

〔答曰〕脉甚则病重，脉微则病轻。《十难》云：脏干脏则脉甚，即经所言病脏者重也。《十难》云：腑干腑则脉微，即经所言病腑者轻也。二说本系一贯，并不相悖，即按之阴阳五脏属阴而主里，六腑属阳而主表，病在表则轻，病在里则重，重则脉甚，

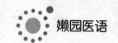

轻则脉微，理亦不相悖也。至于天干因甲丙戊庚壬属阳，腑亦属阳，故配腑。乙丁己辛癸属阴，脏亦属阴，故配脏。所谓阳刚克阴柔者，盖言脏腑之相合也，彼此不能克制便成相敌，相敌则不能相合，惟有所克制则阴阳相和，既相和自相合，故脏、腑、阴、阳、刚、柔相制乃成六合，非指病之相干而言也。

〔牟孔昭问曰〕《五脏别论》言：脑、髓、骨、脉、胆、女子胞六者，藏而不泻，名曰奇恒之府。胃、大肠、小肠、三焦、膀胱五者，泻而不藏，名曰传化之府。魄门亦为五脏使，水谷不得久藏。又曰六腑者，传化物而不藏，故实而不能满，窃以胆为奇恒之腑，而本篇前所谓传化之府亦止胃、大小肠、三焦、膀胱五者，胆亦不与焉。乃下文云六腑者，传化物而不藏，则又明明传化之府有六。若依马注，仍以胆、胃、大小肠、三焦、膀胱为传化之六腑，则与上文胆为奇恒之腑相刺谬矣。蒙按经文"五者传化之府，下接魄门；亦五脏使，水谷不得久留"二句，似以魄门亦为一腑，则并上五者适成六腑，然魄门，肛门也，岂能为腑，不然则传化止有五腑，读书不多，无以自解，愿夫子教之。

〔答曰〕《五脏别论》所云"脑、髓、骨、脉、胆、女子胞名奇恒六腑者"，原非六腑之数，以其藏蓄阴精，故曰地气所生，皆称为腑也。然胆居六腑之一，独藏而不泻，与他腑异。女子胞亦以出纳精气而成胎孕，故此六者均称奇恒之府。至于胆、胃、大肠、小肠、三焦、膀胱之名，六腑者，以六腑之阳与心、肝、脾、肺、肾五脏之阴相表里也，胆称奇恒，故只有此五者，包藏诸物而传化浊气，故曰泻而不藏。因其转输运动，故曰象天之气，是则腑虽有六，而传而不留者只有五耳。至于经云魄门亦为五脏之使者，言大肠与肺为表里，肺藏魄而主气，肛门失守则气陷而神去，故魄门虽诸腑糟粕所由出，而脏气升降亦赖以调，故亦为五脏之使。按《难经·四十二难》云："广肠大八寸，径二寸半，长二尺八寸，受谷九升三合八分合之一。"广肠者直肠也，即肛门受大肠之谷而传出，从大便而下，与大肠实异名而同类，所异者，受谷而不受水耳。故《难经》胃、大小肠皆言受水谷之数，而独于广肠只言受谷而不言受水，盖水谷入大肠时已泌别汁入膀胱，故广肠受谷而不受水，是又与胃、大小肠不同。《难经》此说实足补《内经》所不足。然则以传化物言之，则肛门固与胃、大小肠三者相似，以脏腑之阴阳、表里言之，则六腑固属胆、胃、大肠、小肠、膀胱、三焦也。读书者，所当审其微而会其通要，不可以词害意也。

〔载昌梓问〕五行之中，土无定体，寄旺于四季之末各十八日，何长夏一月，土又主之？四季之土与长夏之土是同一土否？

〔答曰〕以方位而论，东属木，西属金，南属火，北属水，土居四方之中央；以四时而论，春属木，秋属金，夏属火，冬属水，土属长夏。长夏在四时之中央，即土居中、中央之义也。盖土为万物之原，万物皆生于土，故金、水、木、火皆出于土，故四者之用皆非土不可，土独兼四气之用而又寄旺于四季之末也。《素问》南北政以土为尊，居中央而统于金、木、水、火，非长夏一土，四季之土又一土也。故五脏所属，心属火、肺属金、肝

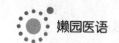

属木、肾属水，而脾属土者，盖以心肺在上，肝肾在下，脾居中州，即土居中央之义也。脾能输运津液、荣养四脏，是即土为万物之源，独兼四气之用而寄旺于四季之义也。岂居中州者一脾，荣养四脏者又一脾哉。曰：然则《灵枢·九针论》曰："六腑，膈下三脏应中州，左右手足应四立。"何以中州之土又应肝、脾、肾及六腑，旺于四季之末之土，又应在左右手、左右足？是中州之土不但属脾，兼属六腑及肝肾，四季末之土亦不在脾，而在左右手，左右足也，则又何哉？曰：此非言所属也，言所应也。《九针》篇所言应者，言人身之九窍、九脏应地之九州、九野。九脏者，即居膈下之肝、脾、肾及六腑，合而为九也。左手应立夏，戊辰己巳日；右手应立秋，戊申己未日；左足应立春，戊寅己丑日；右足应立冬，戊戌己亥者。盖立夏为东南巽方节气，立秋为西南坤方节气，立冬为西北乾方节气，立春为东北艮方节气，四支各应一方节气也。中州即中央戊己土，太乙所在之日，即土旺用事之日，为四季之末，诸戊己日皆属土，实为中宫之辰，故其气相应均不可刺，故曰六腑、膈下三脏应中州，其大禁，大禁太一所在之日及诸戊己日，凡此九者，善候八正所在之处，所主左右上下身体有痈肿者，欲治之无以其所值之日，溃治之是为天忌日也。此盖指节气所应之日禁刺而言，与所属不同也。曰土之义，生已明矣，《素问·天元纪大论》云：木火土金水，火地之阴阳也。然则火亦有二火，同乎？否乎？曰：是不同也。六气以少阴为热火，少阳为暑火，六经以心藏为君火，以膀胱为相火，故《素问·天元纪大论》曰：寒暑燥风火，天之阴阳也，三阴三阳上奉之；木火土金水，火地之阴阳也，生长化收藏下应之。又曰：君火以明，相火以位，然则二火固各有所司也。曰：王注云：

君火在相火之右，但立名于君位，不立岁气。以名奉天，故曰君
火以名守位禀命，故曰相火以位。然则君相虽有二火，君火只有
虚名而已，虽二火，犹一火耳。曰：此实王太仆注经之误，不足
为训也。经文明明是一个明字，王氏将明字改作名字，实不免有
改字解经之谬。推原其谬，实因《至真要大论》云：少阴不司气
化，遂以君火不立岁气。抑知所谓不司气化者，谓君火不主五行
之化，非指六气而言也。即如子午之岁，上见少阴则六气分主天
地，各有所司，何尝不立岁气。张氏云：以火观之，其气质上下
亦有君相明位之辨，断难将君相合而为一，盖天地间万物莫不有
气质之分。明者，光也，乃火之气；位者，形也，乃火之质。即
如一寸之灯，光被满室，气为之也；盈炉之炭，有热无燄，质为
之也。夫燄与质虽皆是火，然而燄司其光，质司其热，燄主乎
动，质主乎静，燄在于上，质在于下，上下各有所主，即动静各
有所司。是以君火主动而在上，为日光之明，以昭彰天道，故在
人属心，神明出焉；相火主静而在下，为源泉之温，以生养万物，
故在人属肾，元阳蓄焉。乌得谓无别乎！曰：然则天一之水与地
六之水有别乎？曰：此盖指生成而言，非天一一水，地六又一水
也。盖一二三四五为天之数，六七八九十为地之数，故曰天一生
水，地六成之；天二生火，地七成之；天三生木，地八生之；天四
生金，地九成之；天五生土，地十成之。此即所谓天数五、地数
五也。例如今年壬戌岁，太阳寒水司天，太阴湿土在泉，中运太
角，故《素问·六元正纪大论》曰：寒化六，风化八，雨化五，
盖以司天为太阳，六者，水之成数也。中运为太角。八者，木之
成数也，在泉为太阴。五者，土之生数也，曰：生闻一三五七九为
阳，为天。二四六八十为阴，为地，何也？曰：此乃河图天地之交

也。盖一三七九，数之奇也，奇为阳，天之象；二四六八，数之偶也，偶为阴，地之象。故河图之数起一六。阳生正北，为一数，阴极正北，为六数。阳长正东，为三数。阴终正东，为八数。阳盛正南，为七数。阴生正南，为二数。阳极正西，为九数。阴盛正西，为四数。五与十居中，阴在外而阳在内，此即易，所谓天地之交也。

曰：生闻医理通于易理，已于河图见之矣。敢问洛书之通于医理者，何如？曰：洛书之数起于一。例如去年辛酉之岁，阳明燥金司天，少阴君火在泉，中运少羽，岁水不及。《六元正纪大论》曰：灾一宫一，为洛书所起之数，应在北方是也。明年癸亥之岁，厥阴风木司天，少阳相火在泉，中运少徵，岁火不及。《六元正纪大论》曰：灾九宫九，为洛书阳盛之方，应在南方是也，参看下列诸图。

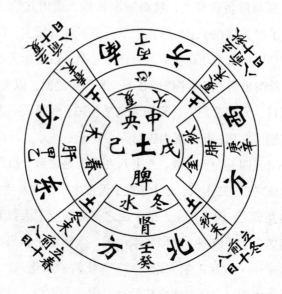

土居中州王于四季之末图

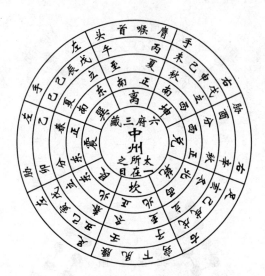

身形应方位节气图

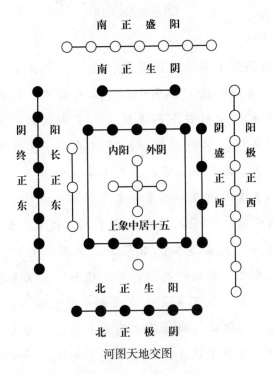

河图天地交图

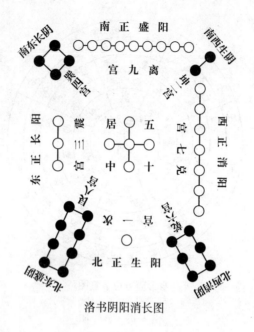

洛书阴阳消长图

〔邵洧源问〕急者，收急也。缓者，弛缓也。观"中风门"张石顽之论口眼㖞斜云，左寒右热，则左急而右缓。右寒左热，则右急而左缓。以寒则收缩，故急，热则弛纵，故缓。其所以用桂枝酒煎搭之者，使寒者热而得其平，急者缓而如其常也。然其云左㖞搭右、右㖞搭左者，不知其意之所在。夫左㖞者，左寒而右热，左急而右缓也。右㖞者，右寒而左热，右急而左缓也。既左寒矣，急矣，㖞矣，反搭其右。右寒矣，急矣，㖞矣，反搭其左。热反搭之，寒反听之，岂有是理哉！况其急也，收缩也，非其力止能收缩如是，以彼侧之筋已缓矣，弛纵矣，不能再缓、再弛纵，故止能收缩如是而已。若再用桂枝酒煎搭彼侧，益加其热度，使无可缓而再缓，而可弛纵而再弛纵，则此急也更急，收缩也更收缩，缓缓急急，缩其急而弛其缓，此生之所以不知其意之所在也。若欲从阴引阳，从阳引阴，益他处之热度，使之得传达至此而缓之、热之，则搭其与收缩部相近之处可也，何必搭彼侧益其热度，而使缓者更缓、急者更急乎？抑此乃一定不易之秘法，万试万验之定律，无可以推之也？生不才谫陋，敢请夫子明教。

〔**答曰**〕经云：左右者，阴阳之道路。左为阳，右为阴，阴出于阳，阳入于阴，左右相交，故曰阴阳之道路也。经又云：阴胜则阳病，阳胜则阴病。阴胜阳，故阳急而阴缓；阳胜阴，故阴急而阳缓。然则阳病宜治其阴，阴病宜治其阳也，明矣。桂枝酒之效用不在温热，而在发散流通。盖桂枝性味辛甘发散，酒能通行经络，故其发散流通，能使急者舒而缓者收也。不然仲景用桂枝汤治太阳中风，阳浮阴弱、发热头痛之症，何以无热热之祸耶？阳胜则阴病，以辛甘发散治其胜，而血脉流通，阴病自去；阴胜则阳病，以辛甘发散治其胜，而血脉流通，阳病自去。故左喎所以搭右，右喎所以搭左也。经云：厥阴司天，风气大来，木之胜也，民病眩转，目不识人，善暴僵仆。然则属于风者，无论外感、内伤、表证、里证，皆木邪也。木郁宜散，故寒宜发散，热亦宜发散，与治热用寒、治寒用热之法自不同也。曰：夫子所言，生益滋惑矣。张石顽云：左寒右热则左急而右缓，右寒左热则右急而左缓，以风气刚劲，寒冷非凡，故中处则寒则急，不中处则热则缓，中处则邪盛而正气皆被逐，故寒故急，不中处则邪无，而彼侧之正气又归之，故热故缓，则寒而急处为邪盛，热而缓处为正足也，明矣。夫子云：阴胜阳，故阳急而阴缓，阳胜阴，故阴急而阳缓，可见此胜者，正气胜也。阴胜阳，阴之正胜

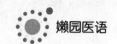

于阳，即阳之邪胜于阴，故阳急而阴缓。阳胜阴，阳之正胜于阴，即阴之邪胜于阳，故阴急而阳缓。又云：辛甘发散治其胜，不知何意也？夫胜既为正气之胜，复用辛甘发散之品治其胜，是否杀其正气？俾风邪自彼及此，使其平均而求其愈耶，抑过意犯缓缓急急之例？俾急者更急，缓者更缓，欲演其复极必反矫枉过正之妙耶？若是从阴引阳、从阳引阴，生于前问已详载利弊，即胜为邪胜，非散其正，乃散其邪，何以邪胜处反热反缓，无邪处反寒反急？即以邪克经络，遏郁阳气，故阴胜者则阴热而缓，阳无邪，故较寒，以彼缓故此急。但热者，阳气所到故也。寒者，阳气不到故也。经云：阳之气，精以养神，柔以养经。经既得其所养，岂有纵而不能收之理哉！况伤寒太阳经虽如大青龙，亦无经缓之症，阳明经虽如白虎汤，亦无经缓之症，惟邪遏发热者有之，热而狂叫奔走者有之，热而经纵者未闻也，且纵而不能收者尤未闻也，故不知何意，还乞详示。

〔答曰〕正有阴阳左右，邪亦有阴阳左右。经曰：阳胜阴病，阴胜阳病。固指正气言。然曰"重阴必阳""重阳必阴"，盖言邪之所中亦如是也。夫人之一身左为阳，右为阴，经脉十二，左右各有一行。中风口㖞斜，系由手足阳明二经中邪所致。手阳明之经夹口交人中，足阳明之经环唇交承浆。以左脉交右，右脉交左，而会太阳之经，络目故也。然经分左右，口眼左右亦随之而分。经脉左右相交，风为木邪，劲而善走，中于左脉者，或溜于右脉，中于右脉者，或溜于左脉。亦犹张石顽所谓中于阴则溜于腑，中于阳则溜于经也（腑为脏之表，属阳经，为血之道，属阴）。且不特此也。经脉左右相交，口眼亦左右互应，或有邪中于左脉，而病应于右口眼者；或有邪中于右脉，而病应于左口眼者。虽同一阳明经之中邪，而病之久暂、浅深、轻重不同，又不可执一而论也。左中寒则逼热于右，故左急而右缓；右中寒则逼热于左，故右急而左缓，此病之原因也。寒邪中左，此阳之邪胜正也，溜于阴，则右之寒反逼热于左矣，故阴急而阳缓。寒邪中右，此阴之邪胜正也，溜于阳，则左之寒反逼热于右矣，故阳急而阴缓，此病之变象也。治现象则见病治病，治原因则循流溯源。治以马膏，摹其急者，治现象也。用桂枝酒，涂其缓者，治原因也。故张石顽云：涂其缓以和营卫，以通经络，治风痹，通节窍，此即吾所谓辛甘发散以治胜也。夫正之阴阳，即《内经》之以阴阳分血气，左右言轻重也，邪之阴阳则左或溜于右，右或溜于左，左或应于右，右或应于左，无定所，亦即张石顽所谓"邪之中于人，无有常也"。至于子谓"未见热症有经纵不收者"，子不见《灵枢经》所言"足阳明之筋病，颊筋有寒则急，引颊移口；有热则筋弛纵，缓不胜收。非即指此症乎？要之，法，死者也；人，活者也。以活人用死法，诚不可胶柱而鼓瑟也。

[杜观澜问]《笔花医镜》谓心包络属左寸；《难经》则谓小肠属左寸；《笔花医镜》谓大肠属右尺，而《难经》则谓属右寸；而谓命门、三焦属右尺，膀胱、肾属左尺。毕竟《医镜》误耶？《难经》误耶？

[答曰] 心包络即膻中，膻中固候在左寸，肾、膀胱固候在左尺，三焦、命门固候在右尺也。至于大肠候在右尺，亦候在右寸也。小肠候在左寸，亦候者①左尺也。故《诊脉精要》云：左寸

———————————
① 者：此处当为"在"之误写。

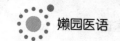

心、膻中、小肠，左关肝、胆，左尺肾、膀、小肠。右寸肺、胸中、大肠，右关脾、胃，右尺命、三焦、大肠，五脏六腑之脉，皆属于一部，惟大肠、小肠则候于寸一部，亦候于尺一部也。曰：何故？曰：脏腑配脉，有因位次高下而分配各部者，有因表里相合而同配一部者。例如，心、肺居上，故均配在寸；脾、胃、肝、胆居中，故均配在关；肾、膀胱、大小肠居下，故均配在尺。此因位次高下而分配各部也。肝与胆相表里，故同配在左关；肾与膀胱相表里，故同配在左尺；心与小肠相表里，故又同配在左寸；肺与大肠相表里，故又同配在右寸；小肠、大肠之配于左、右寸者，因表里之关系也。小肠、大肠之又配于左、右尺者，以小肠、大肠之位皆居下也。故诊脉法云：肺之腑大肠。肺居右关上寸部，大肠宜配于右关下尺部，亦有时诊于右寸者，以肺与大肠相表里，气之相合也；小肠从心配左寸，小肠亦配在左尺，以心与小肠虽相表里，心位于上，小肠位于下也。曰：左手为阳，右手为阴。血，阴也。气，阳也。心主血，肺主气。心脉在左手，肺脉在右手。观于此，则右手似属阳，左手似属阴。生于此中尚有积疑。曰：脉之分配上下左右者各以其类也。寸脉为阳、为上，尺脉为阴、为下。心肺所居之位最上，故皆配寸也。其分左右者，则以水为天一，水生木，木生火。天，阳也。火，亦阳也。心为火，故配左寸。火为地二，火生土，土生金。地，阴也，金亦阴也。肺为金，故配右寸。由此类推，火为木所生，木为水所生，故肝、胆配左关，肾、膀胱配左尺，金为土所生，土为火所生，故脾、胃配右关，三焦、命门均配右尺也。曰：华岫云论脾胃，谓遇禀质木火之体，虽患燥热之症，亦不可以芪术升药治之。然人既病矣，脉既变矣，又何以知其平时脉？素禀木火之体，曰脾胃患燥热症者，病之轻重可察右关脉象而知。如素禀木火之体者，脉必兼见于左寸、关二部，概右关候脾胃，左寸候心，左关候肝，心属火，肝属木也，其他皆可类推矣。

〔吕文华问〕一男子左半身瘦弱，小溲深黄色，左多痰，稍烦即头昏，但不咳，久服鱼肝油无效。究竟是否肺病？抑或他病？宜用何药？

〔答曰〕此系左六阳经病，似由风湿所致，久恐成痹。宜用搜风散湿之药，鱼肝油非所宜也。不如用豨莶膏。曰：又有一妇人，年四十余。去冬，右膝忽肿，难以行步。针灸家云：是膝肿痹积久不愈，恐成鹤膝痛痪等症，遂于膝弯刺二针。初针出黄水少许，后刺出乌血少许，肿已渐消，而膝弯之筋尚不能伸屈，宜何药处治？曰：此系足三阴亏损，寒湿外邪乘虚内侵之症。针刺后肿既消，筋尚不能伸屈，内治宜用大防风汤加减，以祛风顺气，活血壮筋。外治用葱熨法，以助气血而行壅滞。

〔张雨亭问〕组织脉道从腕上而行者，仅肺、小肠、心包络、三焦四者而已，何十二经之脉皆从寸口决耶？虽手太阴之动脉在寸口，而其与十二之脉究有若何之关系，而皆决于此乎？

〔答曰〕肺为诸脏之上盖，主通阴阳，十二经皆会于手太阴寸口，故《难经》云：寸口者，脉之大会也。胃为水谷之海，五脏六腑之大源，其清气上注于肺，肺气从手太阴而行，是以五脏六腑之气味皆出于胃，而见于气口。故《玉机真脏论》曰：脏气、胃气，乃至于手太阴也，营气循十二经而行，始于手太阴

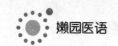

肺，终于足厥阴肝，而复会于手太阴肺经之寸口，此十二经病所以皆见于寸口。故《难经》云：寸口可以决五脏六腑死生吉凶也。《素问·经脉别论》曰：气口成寸，以决死生。《灵枢·经脉》篇曰：其虚实也，以气口知之，脉随呼吸日行五十度而周于身。营卫行阳二十五度，行阴亦二十五度，为一周。五十度复大会于手太阴寸口，所以为五脏六腑之终始。故《灵枢·营卫生会》篇曰：五十而复大会。又曰：谷入于胃，以传之肺，五脏六腑皆以受气。故《难经》云：寸口者，五脏六腑之终始也。曰：肺既为诸脏之华盖，寸口既为百脉之所会，则但诊寸口可也。何以其中又分寸、关、尺以配各脏之所属耶？曰：寸口为脉之大会者，言此脉可以决死生吉凶也。故《难经·一难》曰：寸口为脉之大会，独取以决五脏六腑之死生吉凶也。至于审证，则各脏有各脏之病，各腑有各腑之病，自不能不就寸、关、尺三部以诊察何脏何病，何腑何病，然后因病施治耳。三部配各脏之所属，岂可置不顾耶？

〔程民佐问〕寸、关、尺三部之脉，有同时数者，有同时迟者，有彼此迟数不同者。例如，脉从寸至尺，本系一贯，寸数则关、尺亦数，寸迟则关、尺亦迟。何以有寸、尺脉迟而关独数者，或尺、寸脉数而关独迟者，其故何也？

〔答曰〕脉有寸、关、尺三部，三部各有浮、中、沉九候。寸、关、尺，三部脉同是一条，数则俱数，迟则俱迟，是无迟数之分。然浮、中、沉三部有轻重之异，故诊脉法云：脉是血管，气附脉行。血管外是气道，脉之跳动出于心血之起落，脉管中血之所主。心主火，血虚火少则动迟，血多火旺则动数。脉管只是一条，动则俱动，故无迟数之分。气则上下异其轻重也。故浮、中、沉，有三部之别。从此类推，而血管、气管，分诊、合诊，脉自有别矣。曰：三阴之脉，经言：厥阴为一阴，少阴为二阴，太阴为三阴。而《难经·七难》中，徐大椿注言：太阴为阴之始，少阴为二阴，厥阴为阴之至。二说不同，其故何也？曰：经言三阴者，指气有多小而言也；《难经》之言三阴者，指脉之王时而言也。一言气，一言脉，迥然有别，何能强同？按《天元纪大论》曰：左右者，阴阳之道路。水火者，阴阳之征兆。金木者，生成之终始。气有多少，形有盛衰，上下相召而损益彰。王冰注云：气有多少者，谓厥阴为一阴，少阴为二阴，太阴为三阴，三等不同秩也。盖厥者，尽也，绝也。厥阴为阴之尽绝，故为一阴。少阴为阴之初生，故曰二阴。太阴为阴之已盛，故曰三阴。所以《素问·阴阳离合论》云：厥阴为阖，少阴为枢，少阴为开。盖言厥阴者，一阴也，为阴之尽，故其义为阖。太阴者，三阴也，为阴之外，故其义为开。少阴者，二阴也，为阴之中，故其义为枢。非开则无所出，非阖则无所入，非枢则无所主，此三等之所以不同秩也。至于《难经·七难》所云：太阴之至，紧大而长。少阴之至，紧细而微。厥阴之至，沉短而敦指。三阴之王脉而言也。又云：复得甲子太阴王，复得甲子少阴王，复得甲子厥阴王，指三阴之王时而言也。盖岁半以上，为天、为阳。岁半以下，为地、为阴。故自正月至六月，王在三阳。自七月至十二月，王在三阴。所以太阴王七八两月，为阴之始。乘夏后之余阳，交初秋之始阴，阴气未盛，其脉紧大而长。故徐注曰：阴之始，少阴王九、十两月，为阴之二，因秋末冬初，阳气既衰，阴气已盛，其脉紧细而微。故

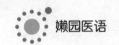

徐注曰：二阴厥阴，王十、十一两月，阴气之盛已趋极端，而将尽绝，是即所为厥者，尽也、绝也。故徐注曰：阴之至。

〔张雨亭问〕按人之生，皆成于精。故《易》曰：天一生水。道家曰：水是三才之母，精为元气之根。《本神》篇曰：故生之来谓之精。《决气》篇曰：两神相搏，合而成形，常先身生，是谓精。故人始生，先成精也。然其中同受精而分有男女者，何也？

〔答曰〕中西诸医家论说不一。秘主卫生篇云：男子火旺则成男，女子火旺则成女，一说也。北齐褚澄云：阴血先至，阳精后至，则成男；阳精先至，阴血后至，则成女，又一说也。李东垣云：经水断后一二日成男，四五日后成女，又一说也。朱丹溪云：精胜血则阳为主，受气于左子宫成男，精不胜血则阴为主，受气于右子宫，成女。此又一说也。丹家云：天壬先至，地癸后至，成男。天壬后至，地癸先至，成女。壬癸齐至，成双胎。一速一迟不成胎。此又一说也。西医谓：睾丸构造精液之器，精液由左睾丸而出者，成男。由右睾丸而出者，成女。并云：如有患花柳病之人，割去其左睾丸而治愈者，以后只生女不生男。割去右睾丸而治愈者，以后只生男不生女，此又一说也。要之，男生于寅，女生于申，即此理而推测，寅为阳，申为阴，无非以阴阳二气之盛衰分男女，是则古人寡欲多男之说，良不诬也。

〔王士斌问〕中医谓精藏于肾，西医谓睾丸构造精液之器，两说不同，想肾与睾丸相隔甚远，而人身之气血、筋骨、组织则一，何中、西各论之不同也？

〔**答曰**〕辞虽异，理则通也。肾生精，精生髓，髓上连于脑，而下通胫骨之中。按《灵枢·经脉》篇云：足少阴之脉，出足心，上腨内，出腘、上股、贯脊、属肾。《经筋》篇云：足少阴之筋，上循阴股，结阴器，络于足厥阴，足厥阴之别，从胫上睾，结于茎，故肾与睾相隔虽远，而骨髓、经脉、经络、经筋，则皆相通。故《灵枢·经服》篇曰：足少阴之别，实则闭癃，虚则腰痛。盖肾之部分虽在腰，而其通窍于二便者，上贯于腰脊，而又下贯于睾丸也。至于睾丸构造，不过分左右为男女而已，而构造之本始实在于肾，此又西医所不知也。

〔**姜烈仙问**〕一男子体气尚盛，并无病过，又无痰唾，每于夜寐时有所思索，则其夜必梦惊，其惊也，似寐似醒，身欲转侧作言语，均不能如念，其故何也？

〔**答曰**〕不寐证原因不一，不能一概而论，但据所问，因思索而梦惊，且其惊也，似寐似醒，此病由于卧时多思，因此心气被伐而神不守舍，始则不寐，继则寐而不安，以至似寐非寐，身不能转动，言语不能自如，皆因心扰则神动，神动则梦惊，梦惊则神志昏昧，遂有转动、言语均不自如者，虽自疑为已醒，实则尚在梦寐中也。欲治此病，当去静中之动，以养阴中之阳，盖夜寐静也，思索动也，寐时摒除思索，则静中之动去矣。心藏神，为阳气之宅，卫主气，司阳气之化。卫气入阴则静，静则寐。正以阳有所归始，始神安而得寐，此即养阴中之阳也。

〔**又问**〕一妇人平素身体薄弱，喜饮茶而饭食少进，月事以四十日左右为期，此系何病，应用何药？

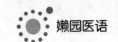

〔答曰〕身体薄弱，有本于先天所禀者，有由于劳伤所致者；喜饮茶而饭食少进，有因脾胃燥热者，有因脾胃虚弱者；月事后期有因血虚者，有因血滞者，有因血瘀者。丹溪曰：经先期而至者，血热也；后期而至者，血虚也。王子亨云：阳太过则先期至，阴不及则后期至。然先期而至，虽曰血热，亦有虚而夹火者，亦有无火而先期至者，不得概视为血热。后期而至，虽曰血虚，然亦有血热而燥瘀者，亦有血逆而留滞者，如血热燥瘀则不得不用清补，如血逆留滞则不得不用疏利。同一后期，不能执一。大凡身体薄弱，喜饮茶而饭食少进，月事后期至四十日者，其体必虚而非实，治宜补脾胃以资血之源，养肾气以安血之室，忌用寒凉等药，饮食亦然。

〔骆祖馨问〕世人有癫狂病者，一时痴呆无知，怒骂无定，忽然仆倒，口角流涎而手足抽经①，甚至种种惊人之态，有作五畜之声，俗语谓猪癫病、羊癫病是也。生于猪癫一病未尝亲睹，而羊癫一病则时有相见。其发也，即所谓忽然仆倒，口角流涎作棉②羊之声，久之两目死然，四肢经抽，或谓癫狂，或谓癫痫，乃尽食而醒，复如常人。世有目为前生果报所致者，生实不信，夫称之为病也，其必由脏腑所致，岂有归于前生果报之理哉？敢问此病之原因及疗治法。

〔答曰〕癫与狂有别也。《难经·二十难》云："重阳者狂，

---

① 经：当作"筋"。以下"四肢经抽""手足抽经"同此。

② 棉：当作"绵"。

重阴者癫。"虞庶注曰：寸口为阳，重见阳脉，三倍以上为重阳，其病狂，自高贤智，登高而歌，弃衣而走，骂詈不避亲疏者为狂。尺中为阴，尺脉重见阴为重阴，其病名为癫，谓僵仆于地，闭目不醒，阴极阳复，良久方醒，此癫病也。按《内经》言癫狂甚详。《阳明脉解》篇："帝曰：足阳明之脉，病甚则弃衣而走，登高而歌，或至不食数日，踰垣上屋，所上之处，皆非其素所能也，病反能者何也？岐伯曰：四肢者，诸阳之本也。阳盛则四肢实，实则能登高也。热盛于身，故弃衣欲走也，阳盛则使人妄言，骂詈不避亲疏而不欲食，故妄走也。"《通评虚实论》："帝曰：癫疾何如？岐伯曰：脉搏大滑，久自已；脉小坚急，死不治。帝曰：癫疾之脉，虚实何如？岐伯曰：虚则可治，实则死。"《邪气脏腑病形》篇曰："心脉缓甚为狂笑，微涩为癫疾。"《病能》篇："帝曰：有病怒狂者，此病安生？岐伯曰：生于阳也。阳气者，因暴折而难决，故善怒也，病名曰阳厥。帝曰：何以知之？岐伯曰：阳明者常动，巨阳、少阳不动，不动而动大疾，此其候也。"《本神》篇曰："肝悲哀动中则伤魂，魂伤则狂妄不精；肺喜乐无极则伤魄，魄伤则狂。"《生气通天论》曰："阴不胜其阳，则脉流薄疾，并乃狂；阳不胜其阴，则五脏气争，九窍不通。"《宣明五气》篇曰："邪入于阳则狂，邪入于阴则痹，搏阳则癫疾，搏阴则为瘖。"虽《厥论》曰："阳明之厥，癫疾欲走呼。"《阴阳类论》曰："骂詈妄行，癫疾为狂。"然皆指癫狂兼病，非一病也。由此观之，狂与癫，病本不同。狂病常醒而多怒，癫病常昏而僵仆，其阴阳寒热自有冰炭之殊。至于手足抽经，作五畜之声者，痫证也。痫病与癫相类，惟痫则筋挛，而亦为厥。故《大奇论》曰："心脉满大，痫瘛筋挛，肝脉小急，痫瘛筋挛。"二阴急为痫厥，故凡作五畜之声，

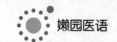

俗称羊癫、猪癫者，五痫也。《别录》所称五痫，曰马痫、牛痫、羊痫、猪痫、鸡痫者，即子所谓羊癫、猪癫也，此盖因其声相似而立名，岂得因其形状之奇，而遂目为鬼怪与果报乎？至于治疗关系，先当察其脉之阴阳，以分别其病之动静。动者为狂，静者为癫、为痫。大凡狂病多因于火，癫病多因于痰，然狂病亦有因火致痰者，癫病亦有痰盛兼火者。小儿无狂证而有癫痫。小儿之病固每因受惊而得，然亦有从胎气而得者，故《奇病论》"帝曰：病安所得？岐伯曰：得之在母腹中时，其母有所大惊，气上而不下，精气并居，故令子发为癫疾也"。《千金方》云：小儿之痫有三，曰风痫、惊痫、食痫。至于病因与治法，病狂病者或因求谋不遂，思虑郁结，屈不得伸，怒不得泄①，肝胆气逆，木火合邪，此乃东方实证，邪乘心则神魂不守，邪乘胃则横暴刚强，治此者当以治火为先，痰与气，察其微甚而兼治之可也。病癫者每因于痰与气，气逆则痰滞，痰滞则经络壅闭，心窍格塞，故旋晕僵仆，口眼相引，目精上视，手足搐搦，腰脊强直，良久方醒。此其忽病忽已者，正由气之忽逆忽顺也。治此者，审其脉证之虚实，察其痰与气孰甚者，先治之。痫与癫病相类，作五畜之声，虽觉奇异，亦不外乎气、痰、火三者为患。痫者，《诸病源候论》曰：小儿之病也，十岁以上为癫，十岁以下为痫。小儿三痫，风痫因衣暖汗出，风入所致，初时先屈指如数而发也。惊痫起于惊悸，大啼而发。食痫先由不哺乳而变热后发者，或先寒后热而发者，凡病先身热掣纵，惊啼叫唤而后发者。脉浮者为阳痫，病在六腑，外应肌肉，犹易治也。病先身冷，不掣，不啼叫而病时，

---

① 泄：同"泄"。

脉沉者为阴痫，病在五脏，内连骨髓，难治也。其因不同，忤气则一。然风寒外感是表证，饮食内伤是里证，皆未必便致神乱。癫痫为病，则忽昏忽厥，病实在于心经及肝、胆二脏，或肝木胆火入心，心火炽而神不守舍，或痰迷心窍而神志不清，大凡宜以行痰清心为主，然必先审其正气，察其病邪，辨其虚实，酌宜疗治，而后用药，方无误焉。

〔又问〕陈氏四十八种内有"妇人有胎，恐服药有碍，用灶中黄土研末，以水和，涂于心下及脐下，干则易之"数语。盖其用土之义，实有不知，请夫子垂教。

〔答曰〕灶心土亦名伏龙肝，乃灶中对釜月下黄土也，以近月之土，得火之烧炼，积久而结如石，外赤中黄，性味辛而微温，为妇人崩漏胎产之要药。凡横生逆产、子死腹中及胞衣不下，或用酒，或用醋，皆可调纳母腹脐中，俱有神效。其于妊娠尤能护胎。《伤寒类要》载有妊娠热病用灶心土如鸡子许大一块，研末，以水调服，再以水调涂脐方寸，干则又上此法，盖取其能治妊娠热病，又能护胎也。陈氏用以涂心下、脐下，亦此意耳。

〔余伴问曰〕《邪客》篇云："天圆地方，人头圆足方以应之。"此言而今人议论古人不知地球，以理推之之误，而不知今人不解其理而自误之，反为古人之误。古圣人之立言，岂有欺人之语？天高地广，其涯不可以量，圣人之所知也。然天地或扁或长或方圆，生固不知，而人头固知非圆也，足固知非方也。圣人之言方圆者，圆者，

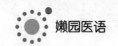

全也，通也，广也，谓天之全通广大，盖于大地之义也。方者，向也，敬方也，四方也，谓地之四方敬立之有方向也。人头圆者，能全通绕环四顾之广大，故以应天。足方者，足之立有方向，行有敬方，故以应地。孙真人曰："智欲圆而行欲方。"此义耳。盖此言虽不甚关于医理，今人力言其误，生惜之而悟此义，敢问是否？

〔答曰〕读书者，不可以辞害意也。按《五运行大论》："帝曰：地为下乎？岐伯曰：地为人之下，太虚之中者也。帝曰：冯乎？岐伯曰：大气举之也。"观此数语，即可知地非方矣。夫太虚者，天也。天犹蛋白，地犹蛋黄，故曰"地在太虚之中"。天圆而大，地圆而小，地何以能悬于空中而不落？惟天地皆圆，故六气始能环转，因有六气之环转以举之，始能不落，故曰"大气举之也"。然则天非在上，地非在下，概天包乎地之左右上下，而上者为天，下者亦为天，地实居天之中也，故帝问"地为下否"，而岐伯答曰，"地为人之下，太虚之中也"，夫以地球而论，地实不在人之下，实地之上有人，地之下亦有人也。所谓"人之下者"，盖指人之足底履地而言耳，子试置数蚁于圆球之上，其在球上一方面之蚁，足固履球；其在球下一方面之蚁，足亦未尝不履球，但皆以为地在足之下耳，故曰"地为人之下"。今《邪客》篇所谓天圆地方者，亦指目所见、足所履而言耳。头圆者，指四面凌空。足方者，指足底平而履地也。故邵子曰：头圆象天，足方履地。《经》不言履地而言象地者，盖言象足之履地耳，此正古文辞旨深奥，非若今文之辞浅而易明也。不然《五运行大论》与《邪客》篇同出一人之言，何以自相矛盾抑至于此乎？天下本无事，庸人自扰之耳。

〔又问〕妇人之月信，平人常期而来，乃胞中血海之潮信也。至胞中受胎，其血授之于胎，及胎产后，其血化之为乳汁，故其月信仍不行也，此理生已稍知其概矣。而其产后，其血何不从原道而下行，而反上行为乳汁，其原因何如？

〔答曰〕冲脉起于胞中，前者并足少阴之经，夹脐上行之胸中而散；后者上循背里，为经络之海，与阳明合于宗筋，会于气冲。二经血气总聚于此，盖冲脉为血海，阳明为多血多气之府，故二脉合于前阴，会于气冲，而阳明为长。阳明之脉，其直行者从缺盆下乳内廉，故妇人平时则为月信，有胎则以养胎，产后则化乳汁，所以不从原道下行，而上行为乳汁者，盖其血气则属冲脉与阳明，而其经脉则下通前阴而上通于乳内，故能下行至前阴，亦能上行至乳内，如不用其母之乳汁哺乳，则其血仍下行而为信水，因阳明、冲脉二经血气上下相通，盖亦天气下降，地气上腾，生化之机使然。如《六微旨大论》所谓"升降出入，无器不有"是也。

〔又问〕《内经·邪客》篇云："宗气积于胸中。"《五味》篇云："大气之搏而不行者，积于胸中，命曰气海。"《海论》篇曰："膻中为气海"。读《内经》之义，大气、宗气之名，乃变文之意耳，其实是膻中一气也，而喻嘉言谓大气、宗气、膻中之气，三气不可混为一气，何也？

〔答曰〕宗气一名大气，亦名真气，即膻中之气，所谓上气海是也。《内经》言之详矣！本无分别。夫《内经》所谓三气不同者，指宗、营、卫三气而言耳，故曰"宗气积于上焦，营气积于中焦，卫气积于下焦"。又云：清者为荣，浊者为卫，营出中

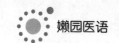

焦，卫出下焦。后人强分宗气、大气、真气为三气，指为不一。喻氏遂变其说，以大气、宗气、膻中之气为三气，徒滋惑乱耳。

〔寿能模问〕《素问·六元正纪大论》：丑未之纪，太阴司天之政，三之气，应是少阳相火用事，师何以指为太阴？

〔答曰〕少阳，主气也；太阴，客气也。主气以五行相生为序，太阴湿土所以居少阳相火之后也，客气以阴阳一二三分先后为序。厥阴为一阴，居始；少阴为二阴，居次；太阴为三阴，居终；少阳为一阳，居始；阳明为二阳，居次；太阳为三阳，居终。太阴湿土所以居少阳相火之前也。按丑未之纪，初之气主客二气皆厥阴风木用事，所以有寒去物荣之征，民病风湿之症。风者，主客二气也，湿者，司天之气也，二之气主客，二气皆少阴君火，所以有火正物化之征，民病温湿之症。温者主客之气也，湿者司天之气也，若三之气则主、客异气矣，主气为少阳相火，客气乃太阴湿土，客气得司天之助，主气则退而无权（其时尚在五月，岁半以上，天气主之），所以天政布而湿降寒随，民病寒湿之症。四之气则主气为太阴土，客气为少阳火矣，客气之火下临主气，主气虽与司天合德，然其时已在七月岁半以下，地气主之，所以地气腾而天气否隔，在泉之水发为寒风，主客寒热相薄，故草木凝烟而白露阴布，所以民病湿热之症也。以下五之气与终之气，主客又同气矣。五之气，主客二气皆阳明燥金用事，所以惨令行而寒露下，霜早降而草木黄，皮腠属金，故民病皮腠也。终之气，主客二气皆太阳寒水用事，所以寒大举而霜积，阴凝水坚冰而阳光不治，人病关节禁固、腰椎皆痛者，因病在肾与膀胱，因肾、膀胱皆属北方寒水，以主客皆太阳寒水气，与肾与膀相合应故也。参看下列图表。

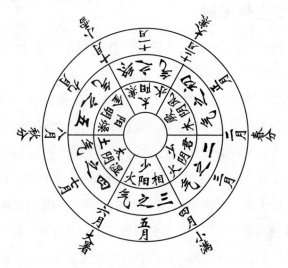

逐年主气图

此逐年主气之位次也。六气分主四时，岁岁如常，故曰主气

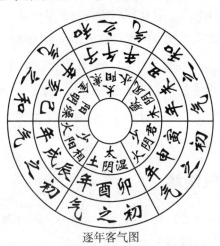

逐年客气图

此逐年客气也。即如子午年，则太阳为初气，厥阴为二气，少阴为司天，为三气，太阴为四气，少阳五气，阳明为在泉，为六气，丑未则厥阴，为初气，以次而转，余均可类推也

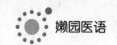

逐年主气图解

主气者，地气也。在地成形，静而守位，谓木、火、土、金、水分主四时而司地化，以为春、夏、秋、冬岁之常令者是也。然主气，气以五行相生为序，而太阴土所以居少阳火之后也，如厥阴木之所以主初气者，以春木为方生之始也，主春分前六十日有奇。自斗建丑中起，至卯中止，天度至此，风气乃行。春木生火，故少阴君火为二气，主春分后六十日有奇。自斗建卯中起，至巳中止，天度至此，暄淑乃行。君相以同气相随，故少阳相火继君火而为三气，主夏至前后各三十日有奇。自斗建巳中起，至未中止，天度至此，炎热乃行。夏火生土，故太阴湿土为四气，主秋分前六十日有奇。自斗建未中起，至酉中止，天度至此，云雨乃盛，湿蒸乃作。长夏之土生金，故阳明燥金为五气，主秋分后六十日有奇。自斗建酉中起，至亥中止，天度至此，清风乃行，万物皆燥。秋金生水，故太阳寒水为终气，主冬至前后各三十日有奇。自斗建亥中起，至丑中止，天度至此，寒气乃行，此为一岁之主气，有常而无变者也。至于年神有太少之异，六步有正对之殊，客气布行天令，以加临于主气上，斯上下相召而变生矣。

逐年客气图解

客气者，天气也。在天为气，动而不息，乃为天之阴阳，分司天、在泉，左右四间之六气者是也。故三阴三阳之气，更迭主时而行天令，以加临于主气之上，而为一岁之变化。然客气以阴阳先后之数为序，故太阴土所以居少阳火之前也，如三阴之序，以厥阴为始者，一阴也；次少阴者，二阴也；又次太阴者，三阴也。三阳之序，以少阳为始者，一阳也；次阳明者，二阳也；又次太阳者，三阳也。湿土，一也，而客气之湿居火前，主气之土居火后，虽若前后有不同，而实皆处乎六者之中，正以见土德之位也。凡客令所至，则有寒暑燥湿风火非常之化，故冬有烁石之热，夏有凄沧之凉，和则为生化，不和则为灾伤，此盖以客气所加，乃为胜制郁发之变耳。故《五运行大论》曰：五运更立，各有所先，非其位则邪，当其位则正。气相得则微，不相得则甚。又曰：气有余，则制己所胜而侮所不胜；气不及，则己所不胜而侮乘之，己所胜轻而侮之。侮反受邪，侮而受邪，寡于畏也。此客气有不时之加临，而主气则只当奉行天令耳。故凡客主之气，则但有胜而无复也。总而言之，司天通主上半年，在泉通主下半年，此客气之槩也；析而言之，则六气各有所主，此分六气之详也。司天在上，在泉在下，中运居中，通居一岁。如司天生克中运，谓之以上临下为顺；运气生克司天，谓之以下临上为逆。在泉亦然。顺分生克之殊，逆有大小之别。此古人举运气之端倪耳。若其二气相合，象变迥异，千变万化，何有穷尽？如四时有非常之化，常外更有非常；四方有高下之殊，殊中又分高下。百步之内，晴雨不同；千里之外，寒暄非类。故察气候者必因诸天，察方宜者必因诸地。圆机之士，又当因常以察变，因此以察彼，庶得古人未发之玄，而尽其不言之妙欤。

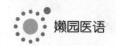
丑未年主客相临天时民病表

六步	初之气	二之气	三之气	四之气	五之气	终之气
主气	厥阴	少阴	少阳	太阴	阳明	太阳
客气	厥阴	少阴	太阴	少阳	阳明	太阳
节气	大寒后	春分后	小满后	大暑后	秋分后	小雪后
月分	正月	三月	五月	七月	九月	十一月
天时	寒乃去春气至风乃来生布万物以荣风湿相薄雨乃后	大火正物承化湿蒸相薄雨乃时降	天政布湿气降地气腾雨乃时降寒乃随之	畏火屈辱蒸化地气腾天气否隔寒风晓暮蒸热相薄草木凝烟	惨合行寒露下霜旱降草木黄落寒气及体	寒大举湿大化霜乃积阴乃凝水坚冰阳光不治
民病	血溢经络拘强关节不利身重筋痿	湿厉大行远近咸若	惑于寒湿身重胕肿胸腹满	腠理热血暴溢疟心腹满热肤胀胕肿	皮腠	关节禁锢腰椎痛寒湿为病
上下	岁半以上湿土主之			岁半以下寒水主之		

附说

　　此表但指丑未年，太阴天司之政而言也。盖丑未之岁，太阴湿土司天，则太阳寒水在泉，逐年客气皆从在泉之左间起初运，故本年初气即起于在泉之左间，本年在泉为太阳寒水，则初之气为厥阴风木，与主气同。二之气为少阴君火，与主气亦同。三之气，则客气之太阴湿土居少阳相火之前，故客气为太阴，主气为少阳矣。四之气，则主气之太阴湿土居少阳相火之后，故主气为太阴，客气为相火矣。五之气，则客气、主气又同为阳明矣。终之气，则客气、主气又同为太阳矣。假如子午年，则少阴司天，阳明在泉，在泉之左间为太阳，即从太阳起初气。已亥年则厥阴司天，少阳在泉，在泉之左间为阳明，即从阳明起初气。辰戌年则太阳司天，太阴在泉，在泉之左间为少阳，即从少阳起初气。卯酉年则阳明司天，少阴在泉，在泉之左间为太阴，即从太阴起初气。寅申年则少阳司天，厥阴在泉，在泉之左间为少阴，即从少阴起初气。由初，而二，而三，而四，而五，而终，六步依次而转，均可类推。客气与主气相加临，则天时民病皆可观气而知矣。

〔**程民佐问**〕《难经》言脉不满五十动而一止者，是一脏无气，为肾气先绝也。生观此篇，有二者不明。凡先绝之脏，理当审其何脏受病，则何脏之气何能拘定？一脏无气，肾气先绝，若此所云，无论何脏受病，皆肾气先绝，其理何也？又，脉不满五十而一代者，由一脏之气已绝，吸不至脏故也。夫一脏之气既绝，吸不至脏，则第五动当一代焉，何以能至四十动而一代耶？以上二者之理，何以肾气先绝，何以脉不满五十而代？乞夫子明示。

〔**答曰**〕此正以何脏气绝，分别观何脏之病也。肾气先绝者，因五脏肾为最下，吸气是远，谓吸不能至肾、至肝而还，知肾所资不能随诸脏之气而上，故其气先绝也。脉不满五十而代者，五十动是天地阴阳以漏刻为制度也。按《灵枢·根结》篇云："一日一夜五十营，以营五脏之精，不应数者，名曰狂生。所谓五十营者，五脏皆受气，持其脉口，数其至也。五十动而不一代者，五脏皆受气；四十动一代者，一脏无气；三十动一代者，二脏无气；二十动一代者，三脏无气；十动一代者，四脏无气；不满十动一代者，五脏无气。"张氏注曰：五脏生于五行，气本于十干合化，是以五脏不以五为数，而以五十为数也。曰：何谓天地阴阳以漏刻为制？曰一为阳之数，十为阴之数，天为阳，地为阴，故曰天

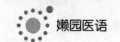

地阴阳也。一日一夜五十营，合漏下百刻，故曰：以漏刻为制也。

〔**王立堂问**〕经云：女子七七而任脉虚，太冲脉衰，地道不通，天癸乃竭，故形坏而无子也。据经旨谓：女子七七而经水断，不复怀孕矣。但生曾经见女子年五十六而怀孕者，其故安在？

〔**答曰**〕经言男子不过尽八八，女子不过尽七七者，言天地精气皆竭于此，过此以外，多难生子耳。倘过此精气未竭，未尝无子。人苟纵情多欲，妄自斫丧，致伤生化之源，少年精绝而终身无子者亦有之，何足异哉？况是篇下文，帝曰：夫道者，年皆百数能有子乎？岐伯曰：夫道者能却老而全形，身年虽寿能生子也。盖言合道之人其材力自是非常，寿而生子，固有出人之表，不可以常数限也。

〔**吴士楸问**〕《难经》二十七、二十八难曰："脉有奇经八脉，不拘于十二经，比于圣人图设沟渠，通利水道，以备不然。天雨下降，沟渠溢满，当此之时，霶霈妄行，圣人不能图也。人脉隆盛，入于八脉，为不还周。故十二经亦不能拘之。其受邪气，蓄则肿热，砭射之也。"徐氏注谓：奇经八脉，不能还周，不如十二经之循环不已，故一受邪气，则邪气即无从而出，惟用砭石以射之，则邪气随血以泄，病乃已也。然与上文二十三难不合。《二十三难》云：人二足蹻脉，从足至目，长七尺五寸，二七一丈四尺，二五一尺，合一丈五尺。督脉、任脉各长四尺五寸，二四八尺，二五一尺，共九尺。合之左右手足三阴之阳，共脉十六丈二尺。人一呼脉行三寸，一吸脉行三寸，呼吸定息，脉行六寸，二百七十息，脉行十六丈二尺，一周于身，一日一夜，凡一万三千五百息，脉行五十度周于身。至平旦，复会于手太阴。荣卫之行，周而复始，如环无端，据此而论，任督二跷，其气血何尝不还周？证之《灵枢·脉度》篇，任、督、二跷，确在十六丈二尺之内，其脉度亦与此同，并无奇经八脉，不拘于经不还周等语。《难经》此说，其理可通乎？否耶？

〔答曰〕《难经》二十七难、二十八难所云"不拘于十二经"者，指十二经隧也。盖言荣血行于经隧之中，始于手太阴肺，终足厥阴肝，复从肝上注肺，虽支别入督脉之道，而正经则至畜门而终。故《灵枢·营气》篇曰：常荣无已，终而复始。又曰：独得行于经隧。此即所谓拘于十二经而还周，比于圣人，图设沟渠，通利水道而奇经不与焉。故注云：此独行于经隧之血而名荣气。荣于十二经脉之中，始于手太阴肺，终于足厥阴肝，与荣卫之荣气循度应漏之不同也。是以本篇论荣气之行，外荣于十二经脉，内荣于五脏六腑。其支者，虽入于背脉，仍注于肺中，而任、督及两跷不与焉（以上所说俱详《组织学讲义·营气运行之次》篇正义中）。又曰：其荣气、宗气行于脉中，以应呼吸漏下者。行于二十四脉，并任、督、两跷共二十八脉，以应二十八宿者也。营气、宗气行于脉中者，应呼吸漏下，昼夜而为五十营也。此方是《难经·二十三》所谓合任、督、两跷十六丈二尺，亦即《灵枢·脉度》篇所谓十六丈二尺也（俱详《组织学讲义·卫气运行之次》篇及《一万三千五百息五十营气脉之数》篇）。《难经》

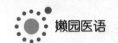

此数段与《灵枢》经旨符合，惟《难经》言之不甚详细耳。

〔又问〕成无己注《伤寒论》云：寒则伤营，风则伤卫，营为血，血属阴，寒为阴邪，阴与阴相亲，以类相感，故寒则伤营而脉紧。卫为气，气属阳，风为阳邪，阳与阳接近，以气相从，故风则伤卫而脉缓。以后注《伤寒论》者不下数百家，均从其说。惟陈氏修园、唐氏容川力斥其谬，谓寒则伤卫，卫气闭束故脉紧。风则伤营，营血受伤故脉缓。二说孰非孰是，请夫子指示。

〔答曰〕寒为阴邪，风为阳邪，此但就表面而言耳，其实无分阴阳也。太阳为寒水之气，内合至阴而外充皮毛，皮毛者，卫所居之宅也，卫阳虚则招外寒，故皮毛闭塞而无汗，而寒乃伤卫，厥阴为风木之气，内主营血而外应风邪，血虚则招外风，故肌肉腠理受邪而风乃伤营，故论曰：啬啬恶寒、淅淅恶风。啬啬者，皮毛欲闭之状也；淅淅者，肌肉欲开之状也。卫受寒，故皮毛闭而恶寒，皮毛闭故脉紧也。营受风，故肌肉开而恶风，肌肉开故脉缓也，其说似较为当。曰：成氏所谓风为阳邪，寒为阴邪，后世医家尽从其说，即陈修园《浅注》亦以风为阳邪，而唐容川独斥其非，谓风应东方木，在脏属肝，在卦为震，肝体木，阴血凝聚而成震卦，上二阴爻，下一阳爻，阴尚且多于阳，何得以专指风为阳邪。且《序例》云，桂枝下咽，阳盛则毙。使果风为阳邪，岂可更与桂枝汤以助其阳哉？唐氏此说似乎近理，然考之《内经·素问·至真要大论》云："风淫于内，治以辛凉，佐以苦甘，以甘缓之，以辛散之。"夫风为阳邪，故曰治之以辛凉，不然经何不曰治之以辛温、辛平？如湿为阴邪，故即曰"湿淫于内，治以苦热";惟其阴邪也,故曰"治之以苦热";惟其阳邪也,故曰"治之辛凉"。观此则"风为阳邪"之说亦未可斥其非也。虽然阴邪、阳邪关于临症用药之际大有区别,不可不辩,此中真诠究属何如?曰:风与寒实无所谓阴阳也。唐氏曰:风之与寒不得以阴阳二字截分,惟寒则伤卫,卫气闭束,故脉紧。风则伤营,营血受伤则血脉弱而动缓,故脉缓。此言极为有理。至于《至真要大论》所云"风淫于内,治以辛凉"者,盖言辛从金化,风属肝木,以胜气治之也。佐以甘者,随其所利也,木苦急则以甘缓之,此即《脏气法时论》所谓"肝欲散,急食辛以散之。肝苦急,急食甘以缓之"是也,此盖指诸气之在泉而言,非指风为阳邪也。又曰"湿淫于内,治以苦热,佐以酸淡"者,盖言苦从火化,湿属脾土,以燥气治之也。酸以收湿,淡以利窍而渗泄其湿也,此即《脏气法时论》所谓"脾苦湿,即食苦以燥之"。《灵枢经》所谓淡利窍,《生气通天论》所谓"味过于苦,脾气不濡"是也,此亦指诸气之在泉而言,非指湿为阴邪也。

〔**包超然问**〕温病有伏气、有新感,《内经》有"冬伤于寒,春必病温"及"冬不藏精,春必病温"之训,即为此立二大局。其内无伏邪,随感随发者,为新感。固尽人知之矣。惟伏气究伏于何处?自章虚谷辈有"寒邪伏于少阴,郁而化热"之说,后人因之。然少阴为太阳底面,寒邪不先犯太阳而直入少阴,已成伤寒直中阴经之证,岂待春而始发?其已伏未发之经过中,何能安然无事?且十二经气昼夜运行不息,邪任入何经,势必

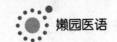

随经传变，决无伏而不动者，虚谷岂未之思耶？夫人身"阳常有余，阴常不足"，此丹溪名言，少阴固受盛阴精之府，有动于中，必摇其精，人不能无所动，即阴不能保其不虚，虚之处即容邪之处，虚谷无非本此旨立言。然《内经》只有冬伤于寒及邪藏肌肤云云，并无少阴字样，肌肤更非少阴所司。虚谷固宗叶氏者，而叶氏之论温病多注重于肺胃，无一语牵涉少阴。虚谷其师心之谓何？近人于温病证治日见发明，而独于少阴伏气之说，人莫明其是，亦莫辨其非，究竟虚谷之言与《内经》可通否？肌肤二字可否即以少阴经络解释之？此皆病理上应有之问题，吾师当有以教之。

〔答曰〕肌肤属气分，固非少阴所司。肌肤二字似不可以少阴经络作解释。然以经脉论手足少阴，实有血气内外之分别。手少阴属脉管内，足少阴属脉管外。脉管内是血分，乃心血所行之路。脉管外是气分，乃肾阳化生卫气而充达于肌肤者也。肾中阳气不能外充，斯邪藏肌肤耳。

〔又问〕大肠脉候左寸，小肠脉候右寸，此《脉诀》之言，医家所公认。乃自滑伯仁有候大小肠于两尺之说，李士材极称是之，遂予后人以歧途之惑而莫知所适从。然汪氏《脉诀刊误》于叔和说多有所辨正，而独于左寸候心、小肠，右寸候肺、大肠，未尝以为非谓以腑配脏，二经脉相接，故同候于一部也。尝思脉候大法，以三部配三焦，大小肠位居下焦，则滑说两尺之候亦据理之言，而揆诸表里经脉相接之理，则叔和之言又未可厚非，然尺寸不可兼诊，是非终有一属，其学理上之究竟，还请吾师断言之。

〔答曰〕脏腑配脉分位次，亦从气化。心、肺居上，脾、胃、肝、胆居中，肾、膀胱、大小肠居下，分位次也。脾合胃为一家，肝合胆为一家，肾合膀胱为一家，心合小肠为一家，肺合大肠为一家。然脾、胃同居右关，肝、胆同居左关，肾、膀胱同居左尺，表里同配一部，候脉自不必兼二部。若心肺配寸，大小肠配尺，是以一家而分两地也，自不得不以寸候一家之关系，尺候分居之地位，故唐氏《诊脉精要》云，肺之府大肠，肺居右关上寸部，大肠宜配于右关下尺部，亦有时诊于右寸者，总以肺与大肠为一家也。小肠从心配左寸，小肠亦配在左尺，以心与小肠虽一家，心位于上，小肠当从于下也。曰：今人医案有称脉象弦濡者，弦如新张之弓弦，其象为刚。濡如棉絮之浮水，其象为柔。弦濡互见，岂既刚而又柔软？若谓弦而虚软无力为弦濡，则何以不称为弦虚？但脉理深奥，此中或有深意，乞吾师明示，以释生疑。曰：此非指兼脉而言，指弦脉而言也，濡之为名即软之意，随手而没之象也。故《脉诀》曰：濡脉细软见于浮分，举之乃得，按之即无，不可混作虚脉。濡脉浮软，虽与虚脉相似，但虚脉形大，濡脉形小，显然不同。弦濡者，非弦虚之谓，弦软之谓也。《脉经》云：弦而软，其病轻。弦而硬，其病重。即此义耳。非指兼脉而言，故不能与弦大、弦细、弦数、弦迟一列论。

〔程民佐问〕考"关格"二字各有歧说，如《难经》言阳盛者为关，阴盛者为格。《医经原旨》言人迎四盛以

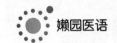

上为格阳，寸口四盛以上为关阴，人迎与寸口俱盛四倍以上为关格。关格之脉，赢不能极于天地之精气则死矣。又云：在寸为格，在尺为关，关则不得小便，格则吐逆，反四时者，有余为精，不足为消。应太过不足为精，应不足有余为消。阴阳不相应，病名曰关格。《灵·终始》篇曰：人迎四盛，且大且数，名曰溢阳，溢阳为外格。脉口四盛，且大且数，名曰溢阴，溢阴为内关。《脉度》篇曰：阴气太虚，阳气不能荣，故曰关。阳气太盛，阴气不能荣，故曰格。仲景《伤寒论》云：寸口脉浮而大，浮为虚，大为实，在尺为关，在寸为格。景岳《真阴论》曰：关格本乎阴虚，欲强阴舍阴不可。以上诸书，不同其理，何也？

〔**答曰**〕关格一证，《内经》如经《六节藏象论》《终始篇》《禁服篇》《脉度篇》《经脉篇》等言之详矣。《经》言：阴阳不和，乃成关格。谓人身阴阳之气贵乎和平，若阴阳偏胜以及不相浃洽，则不得尽天年之期也。夫邪气居之，不在于阴，必在于阳，邪在腑则气留之而阳胜，阳胜则阴病矣。阴病则血留而阴胜，阴胜则阳病矣。阴胜而阳气不荣为关，阳胜而阴气不荣为格。阴气太盛致使六阳经之脉气不能运而入内，故曰关。关者，关六阳之气在外，而使之不能入于内也。阳气太盛致使六阴经之脉气不能运而出外，故曰格。格者，格六阴之气在内，而使之不得出于外也。阴阳俱盛不得相荣，则阴自阴，而阳自阳。阴阳不相浃洽为关格，必不得尽天年而夭折，故曰不得尽期而死也。《难经》云：阳盛为关，阴盛为格，已与《经》旨相背。仲景云：在尺为关，在寸为格，关则不得小便，格则吐逆，遂指吐逆、便闭为关格症。

后世自叔和、东垣以来皆以此相传，遂置关格一证于不问，丹溪云：此证多死于寒在上、热在下，脉两寸俱盛四倍以上，法当吐，以提其气之横格，不必在出痰也。既曰两寸俱盛四倍以上，又安得为寒在上？且脉大如此，则浮豁无根，其虚可知。尚可吐乎？其谬孰甚。夫《内经》云：人迎四倍寸口者，非指尺寸而言也，古法人迎、趺阳与寸口合诊，乃遍诊法。古之三部九候与今之三部九候不同，而曰吐逆者，特隔食以证耳，不得小便者，特癃闭一证耳。其与关格何涉？至于阴虚一证，更无论矣。盖关格一证，在《内经》本以人迎察六腑之阳，寸口察五脏之阴，人迎盛之四倍以上，此阳明经孤阳独见，水不济火也，故曰格阳。格阳者，阴隔于阳也，气口盛至四倍以上，此太阳经元阴无主，气不归精也，故曰关阴。关阴者，阳关于阴也。若人迎、寸口俱盛至四倍以上，且大且数，此其阳气不藏，故阴中无阳；阴气不升，故阳中无阴；阴阳相离，故名关格也。凡阳盛于阳者，似乎当泻。而阴分见阴，又不可泻阴。极于阴者似乎当补，而阳分见阳又不可补，此证乃阳自阳而阳中无阴，阴自阴而阴中无阳，补之可，泻之不能，乃危极之证，岂可指为隔食、癃闭、阴虚等症乎！

〔又问〕脉有三部九候。三部者，寸、关、尺也；九候者，三部之中各有浮、中、沉三候，三三九候也。今观张会卿《脉神章》第三节中言："三部九候者，三部即上、中、下三部也，部各有三候。三候者，天、地、人也，上部天，两额之动脉；上部地，两颊之动脉；上部人，耳前之动脉；中部天，手太阴也；中部地，手阳明也；中部人，手少阴也；下部天，足厥阴也；下部地，足少阴也；

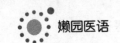

下部人，足太阴也。故下部之候，天以候肝，地以候肾，人以候脾胃之气。中部之候，天以候肺，地以候胸中之气，人以候心。上部之候，天以候头角之气，地以候口齿之气，人以候耳目之气。"生按此节之意，心中颇有疑。殆夫三部者，以候何脏受邪也。寸以射上焦，关以射中焦，尺以射下焦，是寸、关、尺三焦之脉位也。九候者，以察病气表里、阴阳、虚实、寒热也。据会卿说浮、中、沉亦是候脏气，是一部之中，非独候一脏之气矣。譬犹尺部本肾经之脉，会卿说候肝、肾、脾胃三脏之气，其理何也？

〔答曰〕此即所谓古今诊法不同也。张氏之说，即《内经》诊法，乃遍诊全身动脉，此古之所谓三部九候，与今之所谓三部九候不同，按《素问·三部九候论》曰：有下部、有中部、有上部，部各有三候。三候者，有天、有地、有人也。又曰：上部天，两额之动脉。即额厌之分，足少阳脉气所行也。上部地，两颊之动脉。即地仓、人迎之分，足阳明脉气所行也。上部人，耳前动脉。即和髎之分，手少阳脉气所行也。中部天，手太阴也。即掌后寸口动脉，经渠之次，肺经脉气所发也。中部地，手阳明也。即手大指、次指、歧骨间动脉，合谷之次，大肠经脉气所行也。中部人，手少阴也。即掌后锐骨下动脉，神门之次，心经脉气所行也。下部天，足厥阴也。即气冲下三寸动脉，五里之分，肝经脉气所行也。下部地，足少阴也。即内踝后跟骨傍动脉，太溪之分，肾经脉气所行也。下部人，足太阴也。即鱼腹上越筋间动脉，直五里下，箕门之分，脾经脉气所行也，故曰下部之天以候肝。此足厥阴脉，故候肝也。地以候肾。此少阴脉，故候肾也。

人以候脾胃之气。此足太阴脉也，脾胃以膜相连，故可以候脾胃之气。中部天以候肺。此手太阴肺也，故以候肺。地以候胸中之气。此手阳明大肠脉也，大、小肠皆属于胃，胃脘通于胸中，故以候胸中也。人以候心。此手少阴脉也，故以候心。上部天以候头角之气。此即两额动脉，故以候额角之气也。地以候口齿之气。此即两颊动脉，故以候口齿之气也。人以候耳目之气。此即耳前动脉，故以候耳目之气也。故经曰：三部者，各有天，各有地，各有人。三而成天，三而成地，三而成人，三而三之合则为九。此即《内经》之所谓三部九候，亦即张氏《脉神章》所谓三部九候也。后世此法已废，诊法即从《难经》，以寸、关、尺为三部，三部各有浮、中、沉，是为九候。于是有左心、小肠、肝胆、肾，右肺、大肠、脾胃、命之配，此所谓天部、人部、地部者，指寸、关、尺分上焦、中焦、下焦而言，与《内经》所谓天、地、人不同也。

〔又问〕五脏之脉，肝脉弦、心脉钩、肺脉毛、肾脉石、脾脉代，是五脏之平脉，而《难经》言不满五十而一代者是脏气已绝，其故何也？

〔答曰〕代脉不一，各有深义，虽同一名，代有至数之代、有形体之代、有气候之代。《难经》所谓不满五十而一代者，其说本于《灵枢·根结》篇，即动而中止，不能自还也。故《经》曰：五十动而不一代者，五脏皆受气；四十动一代者，一脏无气；三十动一代者，二脏无气；二十动一代者，三脏无气；十动一代者，四脏无气；不满十动一代者，五脏无气，予以短期。故《难经》曰：脏气已绝。此即至数之代也。若脉本平匀，而忽强忽弱

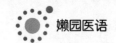
者，乃形体之代，即《平人气象论》所云者是也。又若脾主四季，而随时更代者，乃气候之代，即《宣明五气》篇所云者是也。凡脉无定候，更变不常，则均谓之代。故《经》云：脾脉代。又《邪气脏腑病形》篇曰：黄者，其脉代。皆言脏气之常候，非谓代为止也。又《平人气象论》曰：长夏胃微耎弱曰平，但代无胃曰死者，乃言胃气去而真脏见者死，亦非谓代为止也。即以止而论，亦有分别。张氏云：按代脉之义，自仲景、叔和，俱云动而中止，不能自还，因而复动，脉代者死。又曰：脉五来一止，不复增减者，死。经名曰代，脉七来是人一息，半时不复增减，亦名曰代，正死不疑。故王太仆之释代脉亦云：动而中止不能自还也。自后滑伯仁因而述之曰：动而中止不能自还，因而复动，由是复止，寻之良久，乃复强起，为代。故后世以结、促、代并言，均目之为止脉，岂足以尽其义哉？[①] 夫缓而一止为结，数而一止为促，其至则或三、或五、或七八至不等，然皆至数分明，起止有力。所主之病，有因气逆痰壅而为间阻者，有因血气虚脱而为断续者，有因生平禀赋多滞而脉道不流利者，此时结促之谓，非代之谓也。设此不明，非惟失经旨之大义，即于脉象之吉凶皆茫然莫知所辨，何足以言诊哉！

〔王善问〕读《十二经离合》篇，言经脉之外又有十五大络，大络之外又有经别。盖十二经者，手足三阴、三阳也，此已知之，而大络与经别，生尚未知，请夫子指示。

---

① 代脉不一……岂足以尽其义哉：更正后世医家对代脉之误解。诚可贵也。

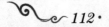

〔**答曰**〕十五大络，即十五别络也。《灵枢·经脉》篇曰：手太阴之别，名曰列缺，起于腕上分间，并太阴之经，直入掌中，散入鱼际。手少阴之别，名曰通里，去腕一寸半，别而上行，循经入于心中，系舌本，属目系。手心主之别，名曰内关，去腕二寸，出于两筋之间，循经以上，系心包络心系间。手太阳之别，名曰支正，上腕五寸内，注于手少阴；其别者，上走肘络、肩髃。手阳明之别，名曰偏历，去腕三寸，别入太阴；其别者，上循臂，乘肩髃，上曲颊，偏齿；其别者，入耳，合于宗脉。手少阳之别，名曰外关，去腕二寸外，绕臂注胸中，合心主。足太阳之别，名曰飞杨；去踝七寸，别走少阴。足少阳之别，名曰光明；去踝五寸，别走厥阴，下足跗。足阳明之别，名曰丰隆，去踝八寸，别走太阴；其别者，循胫骨外廉，上络头项，合诸经之气，下络喉嗌。足太阴之别，名曰公孙，去本节后一寸，别走阳明；其别者，入络肠胃。足少阴之别，名曰大钟，当踝后绕跟，别走太阳；其别者，并经上走于心包下，外贯腰脊。足厥阴之别，名曰蠡沟，去内踝五寸，别走少阳；其别者，经胫上睾结于茎。任脉之别，名曰尾翳，下鸠尾，散于腹。督脉之别，名曰长强，夹脊，上项，散头上，下当肩胛左右，别走太阳，入贯膂。脾之大络，名曰大包，出渊液下三寸，布胸胁。此即所为十五大络，亦即所谓十五别络也。又《灵枢·经别》篇曰：足太阳之正，别入腘中，其一道下尻五寸，别入于肛。足少阴之正，至腘中，别走太阳，而合足少阳之正，绕髀，入毛际，合于厥阴；别者，入季胁之间。足厥阴之正，别跗上，上至毛际，合于少阳，与别俱行。足阳明之正，上至髀，入于腹里，属胃。足太阴之正，上至髀，与别俱行。手太阳之正，指地，别于肩解。手少阴之正，别入渊腋

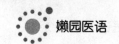

两筋之间，属于心。手少阳之正，指天，别于巅，入缺盆，下走三焦，散于胸中。手心主之正，别下渊腋三寸，入胸中，别属三焦。手阳明之正，从手循膺乳，别于肩髃，入柱骨，下走大肠，属于肺。手太阴之正，别入渊腋少阴之前，入走肺。此即所谓经别，亦即所谓六合也。

〔包超然问〕中医病理多拘于一脏一腑一经一络，生每览方书，触目动有可疑，亦由信古之心未坚也。即如吐血一证，各方书于细分五脏之外，更有谓血由吐而出，为胃血者。然六腑无血，胃为六腑之一，血从何来？若谓血由他脏而注于胃，由吐而出，则亦不得称为胃血。若谓因由胃经见证，故谓胃血，则所谓见证者，莫外乎呕吐、口渴、身热、不得卧诸证，亦只可谓与胃有关。况吐血见证，尽人而殊，未必悉属于胃也，岂可断断于一吐字而矢口谓胃血乎？西医之论血证，咸责之血管，其于吐血，则指为血症中之最狂暴者，亦以血既至于吐，其受伤必已及于动静脉，否则势不至此。夫西医所谓动静脉，当即是中医之冲任，此生理上见解本相契合（此个人意见，未知然否）。中医尤以冲任为血海，而悉以隶之阳明。阳明者，胃也。然则所谓胃血者，将以阳明热邪冲激冲任以致吐血，又以胃统冲任，故谓胃血乎？然冲任所经过之处，非止于胃，其或因他脏之邪热激伤冲任以致吐血，亦将谓为胃血否耶？抑更有所谓木强土弱，胃受制克，血乃由肝而转注于胃，由吐而出，乃谓胃血乎？然血既来自肝，又乌得谓为胃血？又便血、尿血，不论近因、远因，要与大小肠、膀胱有关，而既本脏，则皆无血，又必标大小肠血、膀胱血各名目。其拘谨殆与胃血同。生读书少悟心，迄未得充分明暸之解释。窃以为非请诸夫子不可也。至其他务名、略实之说，盖不胜枚举耳。

〔答曰〕失血于口者，同一吐而有咽喉之异。盖上焦出纳之门户，惟咽喉二窍而已。咽为胃之上窍，故由于咽者，必出于胃。喉为肺之上窍，故由于喉者，必出于肺。然喉连于肺，而实总五脏之清道。咽连于胃，而实总六腑之浊道。此其出于肺者，人知病在五脏，而不知出于胃者，亦多由乎五脏也。《内经》云：五脏者，皆禀气于胃。胃者，五脏之本也。五脏之气既禀于胃，五脏之病何独不及于胃乎？今见吐血，辄指为胃血。并曰：古人云"呕血者，出于胃"。岂知亦由于脏乎？大凡胃火盛而大吐者，多本腑之病。至若怒则气逆甚则呕血者，亦出于胃脘。此气逆在肝，木邪乘胃所致也。又如欲火上炎，甚则呕血者，亦出于胃脘，此火发源泉，阴邪乘胃所致。凡五志之火皆能及胃，而血出自咽者，岂止胃病？惟咳而出者，必出于喉。出于喉者，当察五脏。呕而出者，必出于咽。出于咽者，则五脏六腑皆能及之。但胃为水谷之海，多气多血之腑，实为冲任血海之源。故凡血枯经闭者，当求生血之源，源在胃也。吐血者，当求动血之源，源在脏也。至于便血，有由肠胃者，有在广肠、肛门者，有在小肠者。虽同一血之妄行，要不得尽指为大小肠，且有脾胃阳虚而不能统血者，有气陷而血亦陷者，有病久滑泄而血因以动者，有风邪结于阴分而便血者，安得概指为大小肠？若溺血，则有出于溺孔者，有出于精道者。出于溺孔，而溺时孔道涩痛，小水红赤不利，此多以酒色欲念动下焦之火，固出自膀胱也。如溺孔不痛而

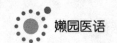

血随溺出，或痛隐于脐腹，或热见于脏腑。盖小肠与心为表里，此丙火气化之源，清浊所由分。无论焦心劳力，或厚味酒浆，而上、中二焦，五志口腹之火，凡从清道以降者，必皆由小肠以达膀胱也。若出于精道之血，必自精宫血海而出于命门。盖肾主水，受五脏六腑之精而藏之，故凡劳伤五脏，或五志之火致令冲任动血者，多从精道而出。但病在小肠者，必从溺出。病在命门者，必从精出。凡于小腹下精泄处觉有疼痛而出者，即是命门之病，而治法亦与水道者不同。盖水道之血宜利，精道之血不宜利。涩痛不通者宜利，血滑不痛者不宜利也。

〔又问〕《内经》言，金、木、水、火、土分配五脏，人知之矣。然五行由天干所化，乙庚何以化金，丁壬何以化木，丙辛何以化水，戊癸何以化火，甲己何以化土，而其所化之理，可得而闻欤？

〔答曰〕按《素问·五运行大论》云：丹天之气，经于牛女戊分；黅天之气，经于心尾己分；苍天之气，经于危室柳鬼；素天之气，经于亢氐昴毕；玄天之气，经于张翼娄胃。此盖太古占天之始，察五气，纪五天，而所以立五运也。五天五运者，谓望气知时，见丹天之火气，经于牛、女、璧、奎四宿之上，下临戊癸之方，此戊癸之所以为火运也。黅天之土气，经于心、尾、角、轸四宿之上，下临甲己之方，此甲己之所以为土运也。苍天之木气，经于危、室、柳、鬼四宿之上，下临丁壬之方，此丁壬之所以为木运也。素天之金气，经于亢、氐、昴、毕四宿之上，下临乙庚之方，此乙庚之所以为金运也。玄天之水气，经于张、翼、娄、胃四宿之上，下临丙辛之方，此丙辛之所以为水运也。又

《难经·三十三》云：肝，非为纯木也，乙，角也，庚之柔。大言阴与阳，小言夫与妇。肺，非为纯金也，辛商也，丙之柔，大言阴与阳，小言夫与妇。盖言甲、庚、丙、壬、戊为阳、为刚，己、乙、辛、丁、癸为阴、为柔。刚克柔，惟克斯合，合斯化。故甲己合而化土，乙庚合而化金，丙辛合而化水，丁壬合而化木，戊癸合而化火。刚柔克而阴阳合，大而天地，小而夫妇，其理一也。故五天五运解曰：甲刚木，克己柔土为夫妇而成土运。乙柔木，嫁庚刚金而成金运。丁阴火，配壬阳水而成木运。丙阳火，娶辛柔金而成水运。戊阳土，娶癸阴水而成火运也。且不独此也，尚有月建之法，十二肖之说。月建者，单举正月为法。假如甲己之岁，正月建丙寅，丙者，火之阳，火生土，故甲己为土运。乙庚之岁，正月建戊寅，戊者土之阳，土生金，故乙庚为金运。丙辛之岁，正月建庚寅，庚者金之阳，金生水，故丙辛为水运。丁壬之岁，正月建壬寅，壬者水之阳，水生木，故丁壬为木运。戊癸之岁，正月建甲寅，甲者木之阳，木生火，故戊癸为火运也。十二肖者，龙居辰位，鳞虫中惟龙能兴云雾善变化。凡十二干起甲，故至辰而变。例如甲己干头，起甲子，至辰属戊，戊为土，故甲己变而化土。乙庚干头，起丙子，至辰属庚，庚为金，故乙庚变而化金。丙辛干头，起戊子，至辰属壬，壬为水，故丙辛变而化水。丁壬干头，起庚子，至辰属甲，甲为木，故丁壬变而化木。戊癸干头，起壬子，至辰属丙，丙为火，故戊癸变而化火也。以上所言，均详《运气学讲义》中"五行六气上下之应篇"，并有图及图说。

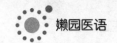

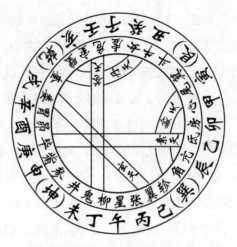

五天歌

木苍危室柳鬼
宿火丹牛女壁
奎边土黅心尾
轸角度金素亢
氏昴毕前水玄
张翼娄胃是下
为运气上经天

五天五运图

五天歌

木苍危室柳鬼宿，火丹牛女壁奎边。土黅心尾轸角度，金素亢氏昴毕前，水玄张翼娄胃是，下为运气上经天。

图说

凡墨线所指之处，即五气所横之处。故苍天之气，左右二线，一面指危室二宿，一面指柳鬼二宿，即下临丁壬之方，苍属木，故丁壬化木也。素天之气，左右二线，一面指亢氏二宿，一面指昴毕二宿，即下临乙庚之方。素属金，故乙庚化金也。玄天之气，左右二线，一面指张翼二宿，一面指娄胃二宿，即下临丙辛之方，玄属水，故丙辛化水也。丹天之气，左右二线，一面指牛女二宿，一面指璧奎二宿，即下临戊癸之方，丹属火，故戊癸化火也。黅天之气，左右二线，一面指星尾二宿，一面指角轸二宿，下临甲己之方，黅属土，故甲己化土也。然《五运行大论》丹天之气何以不曰牛女璧奎，而曰牛女戊分？黅天之气何以不曰心尾角轸，而曰心尾己分。盖以乾居西北为天门，天门者，六戊也，戊在璧奎之下，戊分即璧奎也；巽居东南为地户，地户者，六己也，己在角轸之下，己分即角轸也。故《经》云所谓戊分、己分者，奎璧角轸则天地之门户也。

〔**王治华问**〕读喻嘉言《医门法律》，先哲格言谓，妇人之于血也，经水蓄则为胞胎，及产后为恶露，则去者自去，生者自生，其酝而为乳，则无复下，满而为月矣。然亦有乳育而月事时下者，是否病，应否服药，应用何药？

〔**答曰**〕经血为水谷之精气，和调于五脏，洒陈于六腑，营养于经脉，其源源而来，生化于脾，总统于心，藏受于肝，宣布于肺，施泄于肾，灌溉于全身，在男子则化而为精，女子则下归血海，上通乳窍。受孕之后，气行血随，胎乃阳生阴长，此即《五常政大论》所谓根于中者，命曰神机，根于外者，命曰气立也。及期而产，浊气下降，出为恶露，清气上升，化为乳汁，此即《六微旨大论》所谓"升降出入，无器不有"也。且不特人为然，大而天地，小而万物，莫不皆然。故经云：出入废则神机化灭，升降息则气立孤危。非出入则无以生长壮老已，非升降则无以生长化收藏也。至于有乳育而月事仍以时下者，如乳子周岁，而乳母经行是其常也，若儿半岁而母经行，有血盛、血热之分。

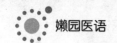

血盛者不必服药，血热者宜凉血四物汤加续断、条芩可也。若儿二三岁经不行而无疾，不必服药；若肢体倦怠、食少内热，是血少也，宜服逍遥散加参芪以健脾胃。若以药通之，则误矣。若脾胃虚弱，宜服六君子汤加当归；若兼郁火伤脾，宜服归脾汤加丹皮、山栀；若怒火伤血，宜服柴胡四物汤；若气血俱虚，宜服八珍汤加丹皮。

〔又问〕读朱丹山《麻症集成》谓：痘先出而瘄后出者为顺，如瘄在痘先，后要复出，然则若久不出，至老终当一出乎？

〔答曰〕《麻症集成》所云"瘄在痘先，后要复出"者，盖以先天、后天而言也，故曰痘乃先天之毒，止有水火，瘄乃后天之毒，始备五行。但二症虽分先天、后天，而其实无非胎毒，不过因轻重而分先后耳。故痘出多在幼时，瘄则有在幼时出者，亦又有长大而出者，一时传染，大小相似，未有不由天行疫气而发也。曰：瘄既为后天之毒，何以亦属于胎毒乎？曰：痘为先天之毒者，其毒由胎中蕴于脾肺，故其病发于手足太阴。瘄为后天之毒者，因产后发声之初为后天之始，当时口中含有一血块，胎毒皆蕴其中，若有良医在旁，能于未发声前将口中血块取出，则瘄可终身不发。若任其咽下，则归于阳明。故瘄之毒发于阳明，而上于肺，肺主气属皮毛，是以痘毒走血分，而瘄毒走气分，所走之途虽殊，而所发之原则一也，故曰气为阳，血为阴，痘乃精血中毒，故应四时之生、长、化、收、藏，以合地支之数。瘄乃气分之毒，是以一日三潮以应阳九之数也。惟痘属先天，故发较早，瘄属后天，故发迟早不一，大抵皆由天行疫气而发，其原虽属里，而证多属表，故其内为胎毒，与痘症同。外有表邪，与伤寒类也。所以丹山《麻症集成》云"痘先出而瘄后出者为顺，如瘄在痘先，后要复出"，此亦先天、后天之义欤！

〔**程民佐问**〕李东垣《内外伤辨》言"人迎主表，气口主里"，按此二语，似觉欠是。盖以人迎虽在右手，行阳二十五度，为阳，却不能主表。气口在左手，行阴二十五度，为阴，却不能主里。盖人迎为肺、胸中、脾胃、小肠、命门、三焦之脉位，气口为心、膻中、肝、胆、大肠、肾、膀胱之脉位，此十二经中，皆有表里之病，何能决肺无内病而心无外病乎？

〔**答曰**〕《脉诀》云：表脉多见于左，里脉多见于右。左，人迎也。右，气口也。左手三部所主温、风、寒也，温、风、寒病得于外，故主表，右手三部所主燥、湿、暑也，燥、湿、暑病生于内，故主里。得于外者，为外邪所感，故曰外感而主表。生于内者，为五内自伤，故曰内伤而主里（以上皆《脉诀》言）。此即东垣之所以人迎、气口分内、外、表、里也。至于子所谓"行阳二十五度，行阴二十五度"者，乃卫气运行之次，日行于阳而夜行于阴，此之阴阳指日夜而言，非辨病之内外也。

〔**王治华问**〕医家尝曰：宁治十男子，莫治一妇人，宁治十妇人，莫治一孩子。由是言之，则男子之病当少，而妇人、孩子之病当多也。明矣。然妇孩之病不加多，而男子之病未尝少，何也？

〔**答曰**〕所谓"宁治十男子，莫治一妇人，宁治十妇人，莫

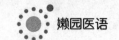

治一孩子"者，非为病之多少也，盖言男子易治，妇人难治，孩子更难治也。盖医须望、闻、问、切，而妇人之病往往秘而不言，即言亦不详尽。且妇人多郁闷，病情多夹杂，故较治男子为难。而孩子则言语不通，病情难测，气血未坚，脏腑柔脆，体质娇嫩，略受伤残，立见委谢，故较妇人为尤难也。曰：然则小儿之体既如此柔弱，治病将无从下手乎？曰：小儿体虽柔弱，病亦较为简单。曰：何故？曰：小儿无七情六欲、积癌痴顽之病，其致病之原，无非外感风寒，内伤饮食。外感者，有表证而无里证，为发热、头痛、拘急无汗，或因风搐搦之类是也。内伤者，只有里证，而无表证，为吐泻、腹痛、胀满、惊疳、积聚之类是也。热者必有热症，如热渴、烦躁、秘结、痈疡之类是也。寒者必有寒证，如清冷吐泻、无热无烦、恶寒喜热之类是也。所病不外此数种，且其脏腑清灵，随拨随应，苟辨证精确，一剂可以见效，故曰较为简单。若审断不确，妄加攻伐，亦一剂可以送命，故曰较妇人尤难也。曰小儿之病惟惊风一症最为危险，时医多用镇惊开窍之法，清热散风之药，往往愈治愈危，终至不救，其故何欤？曰：惊风有急惊、慢惊之别，二症全属相反，岂可概以镇惊开窍、清热散风治之？如急惊，则喉中多有热痰，用抱龙、牛黄等丸及清热消导之药，一剂可以见功。若慢惊，乃系寒痰虚风，非逐寒补肾不可。如不分急、慢、虚、实，以一方治二症，未有不误也。大凡因发热不退，及吐泻而成者，总属阴虚阳越，并非感冒风寒发热可比，不宜发散，治宜培元救本，引火归原。必先用辛热，冲开寒气，再进温补，方合治法，否则为祸非浅也。

〔又问〕时闻世聚谈曰：中医长于内科，西医专于外科，患病之人不可不察。此言究可信乎？否乎？

〔答曰〕中医法理精微，西医手术精良，世人因此而遂有此等之说。不知医学一道，无论中西，有一分学问，即有一分功夫，有一分功夫，即有一分效验，愈研究愈无穷尽。富有学术经验者皆优，浅尝辄止者皆劣，诚不必以内外分中西，要皆当以学力分优劣耳。曰：中医谓肝在左，西医谓肝居右，又曰居中，孰非孰是？曰：肝实居中而偏于右，气应在左也。按中医学说，肝系居脊间第九椎正中，此即居中之明证也。《淮南子》云"脾左肝右"，此即偏右之明证也。《素问·六元正纪大论》曰"民病寒于右下"，通一子注云：金旺伤肝，肝在右胁之下，此即肝右之明证也。《禁刺论》曰"肝生于左"，滑伯仁注曰：肝之为脏，其治在左，其脏在右胁、右肾之前，并胃着脊之第九椎。此即"居中偏右，气应在左"之明证也。故唐容川《人身阴阳论》篇云：其系实居脊间正中，至于诊脉分部左右者，亦从其气化而分，非以形而分也。曰：西医云：凡人周身皆有动脉，岂特寸、关、尺三部？何得只据三部为断？曰：中医古时本有遍诊全身动脉之法，故古之三部九候与今之三部九候不同。《素问·三部九候论》曰：上部天，两额之动脉；上部地，两颊之动脉；上部人，耳前之动脉。中部天，手太阴也；中部地，手阳明也；中部人，手少阴也。下部天，足厥阴也；下部地，足少阴也；下部人，足太阴也。故古法上至人迎，下至跗阳，遍身皆诊。即如仲景脉法，尚有上取寸口，下取跗阳之说。自《难经·十八难》以寸、关、尺分三部，三部各有浮、中、沉，分九候，后世宗之，遂为诊家捷法，而古之遍诊法遂废，此亦舍繁就简之意，而理实至细至精，非不知全

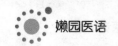

身有动脉也。

〔吕汉璋问〕或云肝无补法，宜凉伐，其说是否近理？

〔答曰〕所谓"肝无补法"者，指肝实而言耳。若肝虚之证，何尝无补法？经云：肝与胆合，故足厥阴之经与足少阳之经为表里，其象木，其主春，其脉弦，其神魂，其养筋，其候目，其声呼，其臭臊，其液泣，其味酸。气盛则为血有余，故目赤、两胁下痛引少腹、善怒，甚者气逆头眩、耳聩颊肿，皆肝实之症也。气虚则为血不足，故目昏、两胁拘急、筋挛不得太息、爪甲枯、面青、善悲恐，皆肝虚之症也。实则泻，虚则补。脉奕不可汗，脉弱不可下。要当量其虚实，审其脉象，而因病施治也。故鹿茸丸为治肝元气虚之药，黄芪汤为治肝虚气冷之药，地黄丸为治水不生木、肝乏生气之药，柏子仁丸为治肝元久虚之药，人参饮为治肝虚筋急之药，四圣散为治肝脏虚冷之药，他如阿胶、枣仁、苡仁、木瓜皆为补肝之品，均当审病用药耳。至于肝实之症，其脉见于左手关上，阴实者乃为足厥阴有余之候，实则生热，热则阳气盛，固非凉伐不为功。故肝脏壅热、心膈烦闷、头目不利者，当用大黄丸；肝火郁热、不能安卧者，当用泻青丸；肝火燥盛、左胁作痛者，当用左金丸；肝脏积热、气昏血涩者，当用泻肝汤。他如青皮、青黛、黄连、胆草，皆为肝脏凉泻之药，然皆系治实热之症，固非功伐凉泻不见效，故曰"肝无补法"耳。

〔沈光楫问〕日来天气既热，患病亦多，梅城时气甚现，大概皆头晕欲呕而起，然口不渴、苔终白、脉浮软，治以辛散兼清利亦有效者，是否相宜，乞指示治法。

〔答曰〕今年癸亥之纪，厥阴风木司天，少阳相火在泉，中运少徵，其运热，目下时交小满以后，主气少阳相火，客气厥阴风木。客气因与司天同气而得助，故经云：三之气，天政布，风迺时举，民病泣出，耳鸣掉眩。言其病皆司天之气与客气所致也。今病皆从头晕欲呕而起者，夫头晕与耳鸣掉眩同，为司天与客气之风木气所致。欲呕者，木不务德而侮土也。中运少徵，岁火不及，故口不渴而苔终白。辛从金化，宜于治木，治以辛散，自应有效。惟岁半以上，天气主之。身半以上，为天之气，故病先头晕欲呕，治以辛散固甚相宜，惟木亢害土，兼用清利则不宜也。经云：上辛凉，中咸和，下咸寒。然则此时尚在三气之中，宜用辛散以治木，兼用咸和以治不足之火也，明矣。若交到大暑节气，则客气为少阴君火用事，不能再用此法。盖客之君火与在泉之相火，君相二火交炽时，又当岁半以下，地气主之，则不得不舍辛散而从咸寒之治矣。然此专指时气所发之病而言，他证不在此例。或舍时从证，或审证从时，均当随机应变，因病制宜，又不可执中无权焉。东垣医案载有大头天行一证，泰和①间人多病此。医者以承气加蓝根下之稍缓，翌日如故。东垣曰：夫人身半以上，天之气也；身半以下，地之气也。此邪热客于心肺之间，上攻头面。以承气汤泻胃中之热，是为诛伐无过，遂处普济消毒一方，活人无数。目下时症，宜用辛散，虽与热客心肺者之宜用苦寒大不相同，然不宜下利则一也。

〔**陈五昌问**〕*寒病服热药，而寒不去。热病服寒药，*

---

① 泰和：金章宗完颜璟年号，此时亦为南宋宁宗时代。

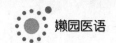

而热不退。何也？

〔答曰〕病有在表者，有在里者，有在标者，有在本者，有表寒里热者，有里寒表热者，有标寒本热者，有本寒标热者，有虚寒虚热者，有实寒实热者，有假寒假热者，有真寒真热者，有用寒远寒者，有用热远热者，有舍时从证者，有审证从时者，若不辨表、里、标、本、虚、实、真、假，以及五运六气，而但知见寒用热、见热用寒，不特寒不去、热不退，且未有不寒者益寒，热者益热，卒至不救也。庸医杀人，可胜叹哉！

〔又问〕头为诸阳之会，生闻之久矣。既为诸阳之会，则何以目为肝窍，耳为肾窍，口为脾窍，鼻为肺窍，脑则肾主，而厥阴与督脉又会于巅，其故何也？

〔答曰〕经云"头为诸阳之会"者，言诸阳脉气皆会于头，指六阳经脉皆上头而出于头，气之街，此盖指脉气而言，与脏气无涉也。经云"目为肝窍，耳为肾窍，口为脾窍，鼻为肺窍"者，言肝气通于目，肾气通于耳，脾气通于口，肺气通于鼻。故曰"五脏常内阅于上七窍，五脏不和则七窍不通"。言五脏位次于内，气达于外，而上阅于头。盖指五脏之气各有所通而言，与精髓无涉也。经云：肾主脑者，言肾精生髓，髓由脊上行而入于脑，故脑为诸髓之海，此盖以髓会绝骨而言，与肾气通耳无涉也。经云：厥阴之脉与督脉会于巅者，盖言督脉由长强夹脊上项，散头上。厥阴之脉循喉咙之后，上入颃颡，连目系，上出额，与督脉会于巅，此盖指厥阴之脉与督脉之行而言，与目为肝窍无涉也。《内经》所言各有所指，各有不同，安可泥一"头"字，而以耳、目、口、鼻、脑、巅顶均在头之中，遂生疑窦乎！

〔又问〕《经》云："阴气太盛，阳气弗能荣也，故曰关；阳气太盛，阴气弗能荣也，故曰格。关格者，不得尽期而死也。"思阴气太盛，则壮阳消阴，使归于平可也。阳气太盛，则壮阴制阳，以抵于和可也。何以遽云死耶？而仲景亦无方法治之。生不明其致死之故，愿夫子明以教之。

〔答曰〕子所谓可使归于平、抵于和者，乃阳盛阴虚、阴盛阳虚一证，非关格一证也。经云"弗能荣"者，言阴阳乖乱，不能营行也。阳气不能营行则关六阳之气在外，故曰关。关者，阳之气不得入也。阴气不能营行则格六阴之气在内，故曰格。格者，阴气不得出也。阴阳俱盛，不得相荣者，阴自阴，阳自阳，不相浃洽，彼此格拒不相通，既不相通，则阳自阳而阳中无阴，阴自阴而阴中无阳，孤阳不能独立，孤阴不能自生，不脱于阳，必脱于阴，脱阳死，脱阴亦死，故曰"关格者，不得尽期而死也"。

〔又问〕诸痉项强，皆属于湿。夫诸痉项强，皆筋病也，应脏为肝，应六气则当以风，而《内经》"皆属于湿"何也？

〔答曰〕《素问·至真要大论》云："诸痉项强，皆属于湿"者，非指足厥阴经而言，盖指足太阳经而言也。夫痉固风邪病，项为足之太阳，湿兼风化而侵寒水之经，湿之极也。太阳所至为屈伸不利，太阳之复为腰椎反痛，屈伸不便是又为寒水反胜之虚邪也。《经筋》篇云："足太阳之筋，病……脊反折，项筋急。"《缪刺论》云："邪客于足太阳之络，令人拘挛背急。"《生气通天论》

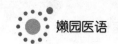

云："因于湿，首如裹，湿热不攘，大筋缋短，小筋弛长。"《经脉》篇云："膀胱足太阳也，……是动则病冲头痛，目似脱，项似拔。"《六元正纪大论》云："太阳所至，为寝汗痉。"《热病》篇云：""风痉身反折，先取足太阳。"仲景云："太阳病，发热，无汗，反恶寒者，名曰刚痉。太阳病，发热，汗出而不恶寒者，名曰柔痉。太阳病，发热，脉沉而细者，名曰痉。"按痉之属太阳者，盖痉必反张，其病在肩背，肩背之经络，督脉与太阳也。

〔**徐学敏问**〕太阴无下症，何故？

〔**答曰**〕太阴者，脾也。仲景《伤寒论》云："太阴之为病，腹满而吐，食不下，自利益甚，时腹自痛，若下之，必胸下结硬。"陈氏注曰：太阴主地而主腹，故腹满，然腹之所以满者，地气不升也，地气不升则天气不降，不降，故上者不能下而吐食，不升，则下者不能上而自利。太阴湿土主气，为阴中之至阴，阴寒在下而湿气不化，故时腹自痛。若误以痛为实而下之，则脾土愈虚，不能转运，必于脾部之胸下结硬，此太阴所以无下症也。唐氏注曰：腹字是言肠胃之外，皮肤之内，凡是膏油重叠复厚，故名曰腹，脾所司也。饮食入胃，此膏油熏吸之，而水乃化气，走入下焦，食乃化液，以奉心血。若太阴病，脾之膏油不能熏吸，则食不下行，久而吐出，水谷停于肠中而寒热又下注入肠，则自利益甚，寒气攻阻则时腹自痛。若用凉药下之，则腹中膏油得寒而结，有若冰凝，故结硬。此太阴之所以无下症也。然此皆以气而言，若以经而言，足太阴脉入腹，属脾，络胃，手太阴脉起于中焦，下络大肠，还循胃口，上膈属肺，其义亦同。至以脏而言，虽脾也，而肺亦属焉。曰：《内经》云：攻里不远寒。"

王太仆注云："下利，故用寒不远寒。"又曰："以其不住于中也。"
此是何解？曰：《素问·六元正纪大论》所谓"发表不远热，攻里
不远寒"者，盖言中于表者多寒邪，郁于里者多热邪。中于表者
宜发表，郁于里者宜攻里。发者逐于外也，攻者逐之于内也。寒
邪在表，非温热之气不能散，热郁在里，非沉寒之物不能除。凡
发表邪应用热药，虽在盛暑之时亦应用热，不能因夏月天气之热
而避用热药。凡攻里热应用寒药，虽在严冬之时亦应用寒，不能
因冬月天气之寒而避用寒药，此即舍时从症之意也。如非发表攻
里，则不在此例。盖因发表，则药气随表邪而出，攻里则药气随
里热而下，不至留住于中而生他病，故曰"以其不住于中"也。
假如表里俱热者，宜用凉解，如用小柴、白虎、益元之类以取汗
愈病是也。其因阴寒留滞者，宜用温中，如用理中、四逆、回阳
之类而除痛去积是也。但此皆非发之、攻之谓耳。所谓发者，开
其外之固也。所谓攻者，伐其内之实也。倘但见外感发热等证，
不察伤于寒而传为热者有本寒标寒之别，辄用芩、连等药以清其
标，则邪寒在表，药寒在里，以寒得寒，致使内外合邪，遂不可
解。此即用寒住中之害也。又如内伤喘痛、胀满等证，多有三阴
亏损者，如不辨虚实便用硝黄之属，则假实真虚之病从而伐之，
将病未除而元气散矣，此即攻热住中之害也。曰：然则张子和标
本运气歌曰："风从火断汗之宜，燥与湿兼下之可。"此说非欤？曰：
此说早有人非之矣。张介宾曰：子和发明火、湿二字之义，甚得
其要，独惜治法有未尽然者。此二语也，夫诸病之化，岂尽属有
余而必无不及，若不辨有余、不及，而概以二法尽之，殊失《内
经》本旨。夫化而太过者宜抑，化而不及者宜培，岂可概指为有
余而不知有不及乎？

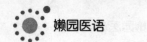
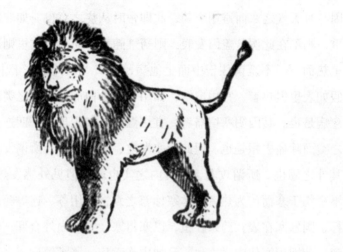